MODEL BIOPHARMACEUTICS

モデル生物薬剤学

——ADME から DDS まで——

京都薬科大学教授　山 本 昌 著

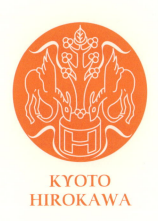

KYOTO
HIROKAWA

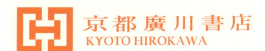

まえがき

　薬剤学は，薬物適用の方法論を研究することによって有効かつ安全性の高い医薬品製剤を提供することを目的とする学問である．こうした薬剤学の基盤をなす学問分野には医薬品製剤の物性に関する分野である物理薬剤学と薬物を生体に適用した後の薬物の体内動態に関する分野である生物薬剤学とが挙げられる．これら薬剤学の研究分野のうち，薬物を生体に適用した後の薬物の生体内動態を研究する生物薬剤学は，薬剤学や薬物動態学を基盤として薬理学，生理学，生化学などの多岐にわたる領域の最新の知識を得て急速に進歩している．特に最近では薬物の生体内動態に関与する多くのトランスポーターや代謝酵素が同定され，薬物の生体内動態が細胞や分子レベルで明らかになってきている．また，微量で活性の高い抗がん薬やバイオ医薬品などの新しいタイプの薬物が臨床応用されるようになるにつれて，薬物投与の最適化を目的としたドラッグデリバリーシステム（drug delivery system：DDS）が開発され，成功確率の低い新薬開発に代わる新しい医薬品開発の手法として注目を集めている．

　一方，著者は，京都薬科大学において，長年，生物薬剤学の講義を担当してきたが，教科書を利用すると共に，毎年，教科書の内容を補うため，かなりの枚数のプリントを配布して，学生の理解を助けるように努めてきた．こうした状況の中で，以前から京都廣川書店・廣川重男社長から毎年配布するプリントを組み込んだいわば完成版教科書の執筆打診を受けてきた．しかしながら，1）既に数多くの生物薬剤学の教科書が出版されており，オリジナリティのある教科書を執筆しにくいこと，2）大学では生物薬剤学の一部の項目である薬物動態学は別の教員が担当しており，いわゆる一般的な生物薬剤学の範囲を網羅した教科書にはならないこと，3）新たな教科書執筆には時間が必要だが，なかなかまとまった時間が取れないことなどから，当初はこの依頼を受諾しえなかった．しかし，同氏よりあらためて，生物薬剤学の一般的な範囲にこだわらずに著者独自の観点に基づく教科書を執筆して欲しいという依頼を受け，また著者自身も時間が取れる目途がついたことから，本書を執筆することとなった．

　本書は以下の5点に留意して執筆を行った．

1. 本書の読者は学部生を対象としており，学部生の知識でもわかりやすいようになるべく平易な内容にするように努めた．また計算式はなるべく減らし，学生が理解しやすいように努めた．
2. 解説文だけの教科書は，学生にとってなかなか理解しにくいため，本書ではなるべく多くの図表などを取り入れて学生の理解を助けるように工夫した．
3. 各章の最後にまとめの項目を設け，各章における重要な要点（キーポイント）が学生に理解できるようにした．
4. 大学ではしばしば教員が学生に向けて一方向的な講義が行われているが，学生が講義内容を理解するためには講義時間中や講義終了後に演習問題を解くことがきわめて大切である．本書では，各章末に問題ならび解答・解説を掲載し，学生自身が講義の理解度を確認できるように配慮した．
5. 本書では，上述のように，生物薬剤学分野のうち，薬物動態学の部分は取り扱っておらず，

すべての内容を網羅していない．逆に，本書には，しばしば物理薬剤学の教科書に含まれているドラッグデリバリーシステム（DDS）の部分を第 6 章で取り上げた．

また，本書のタイトルは，薬物動態学の分野は含まれてはいないものの，吸収，分布，代謝，排泄，DDS の各項目では，重要な項目について図表を多く取り入れながらわかりやすく執筆したことから，"生物薬剤学の模範となるべき教科書を目指す"という意味を込めて，「モデル生物薬剤学」とした．なお，本書の命名に関しては，廣川重男氏から様々な御提案を頂き，最終的に上記のタイトルを教科書名として採用したことも併記させて頂く．

本書は，薬剤師および薬学研究者を目指す大学薬学部の学部生を対象としているが，その他，大学院生，病院薬剤師，企業研究者諸氏などにとって，生物薬剤学の基礎的な内容を理解する上で有用なテキストとなれば幸いである．

終わりに，本書の企画，編集ならびに出版に際し，多大な御尽力を頂きました京都廣川書店・廣川重男社長，編集部の来栖　隆チーフエディター，清野洋司氏をはじめ関係者の方々に厚く御礼を申し上げる．

2016 年 8 月

山　本　　昌

目 次

序 論 　　　　　　　　　　　　　　　　　　　　　　　　　　　　1
1 薬剤学の学問分野の定義 ··· 1
2 生物薬剤学概説 ··· 2
  2-1 薬物の生体内動態（ADME） 2

第1章　生体膜の構造と薬物の生体膜透過機構 　　　　　　　　　3
1-1 生体膜の構造 ··· 3
1-2 薬物の生体膜透過機構 ··· 3
  1-2-1 受動輸送（passive transport） 4
  1-2-2 能動輸送（active transport） 5
1-3 第1章のまとめ（キーポイント） ·· 7
1-4 第1章　章末問題 ·· 8

第2章　薬物の吸収 　　　　　　　　　　　　　　　　　　　　　9
2-1 薬物の消化管吸収 ··· 9
  2-1-1 消化管の構造と生理機能 9
2-2 吸収部位の構造 ··· 12
2-3 薬物の消化管吸収に及ぼす諸要因 ·· 14
  2-3-1 薬物側の要因 14
  2-3-2 生体側の要因 23
2-4 薬物の消化管吸収の基本事項（キーポイント） ······················· 29
2-5 消化管以外の経路からの薬物の吸収 ····································· 29
  2-5-1 薬物の経鼻吸収（nasal absorption） 30
  2-5-2 薬物の口腔粘膜吸収（buccal absorption） 34
  2-5-3 薬物の経肺吸収（pulmonary absorption） 37
  2-5-4 薬物の直腸吸収（rectal absorption） 41
  2-5-5 薬物の経皮吸収（transdermal absorption） 45
2-6 第2章のまとめ（キーポイント） ·· 52
2-7 第2章　章末問題 ··· 55

第3章　薬物の分布　　　61

- 3-1　薬物の分布を支配する要因 …………………………………………………… 62
- 3-2　血漿タンパク結合の数学的解析 ………………………………………………… 66
- 3-3　血漿タンパク結合の置換現象 …………………………………………………… 67
- 3-4　病態時におけるタンパク結合の変動 …………………………………………… 68
- 3-5　みかけの分布容積 ………………………………………………………………… 69
- 3-6　基本事項（キーポイント）……………………………………………………… 70
- 3-7　特殊臓器への薬物の移行 ………………………………………………………… 71
    - 3-7-1　薬物の脳移行　71
    - 3-7-2　薬物の脳組織移行機構　73
    - 3-7-3　薬物の胎児への移行　75
- 3-8　基本事項（キーポイント）特殊臓器への薬物移行 …………………………… 77
- 3-9　第3章　章末問題 ………………………………………………………………… 78

第4章　薬物の代謝　　　81

- 4-1　薬物代謝臓器と代謝酵素 ………………………………………………………… 81
- 4-2　薬物代謝の様式 …………………………………………………………………… 83
- 4-3　薬物代謝に影響を及ぼす要因 …………………………………………………… 87
- 4-4　薬物代謝の変化 …………………………………………………………………… 87
- 4-5　薬物の投与経路と代謝 …………………………………………………………… 90
- 4-6　基本事項（キーポイント）……………………………………………………… 91
- 4-7　第4章　章末問題 ………………………………………………………………… 93

第5章　薬物の排泄　　　95

- 5-1　薬物の腎排泄（renal excretion）……………………………………………… 95
    - 5-1-1　腎臓の構造と生理機能　95
    - 5-1-2　薬物の腎排泄機構　97
    - 5-1-3　尿細管分泌　101
    - 5-1-4　ネフロンにおける薬物の腎排泄機構　103
    - 5-1-5　腎クリアランス　104
    - 5-1-6　クリアランス比（clearance ratio：CR）　104
- 5-2　薬物の胆汁排泄（biliary excretion）………………………………………… 105
- 5-3　基本事項（キーポイント）薬物の排泄 ……………………………………… 109
    - 5-3-1　薬物の排泄　109
    - 5-3-2　重要用語（キーワード）　112

5-4　第5章　章末問題 *113*

第6章　ドラッグデリバリーシステム　　*117*

6-1　DDSの総論 *117*
6-2　薬物吸収過程の制御 *120*
　6-2-1　製剤添加物の利用　*120*
　6-2-2　薬物の分子構造修飾　*122*
　6-2-3　薬物の剤形修飾　*126*
　6-2-4　薬物の新規投与経路の開発　*128*
6-3　薬物放出の制御 *129*
　6-3-1　薬物放出制御の目的，意義　*129*
　6-3-2　全身作用発現を目的とした放出制御製剤　*130*
　6-3-3　局所作用発現を目的とした放出制御製剤　*135*
　6-3-4　その他の放出制御型製剤　*137*
6-4　薬物の標的指向の制御（ターゲティング） *138*
　6-4-1　標的指向化の基盤理論　*138*
　6-4-2　薬物運搬体　*139*
6-5　要点（キーポイント） *146*
6-6　第6章　章末問題 *148*

参考書一覧 *151*

索　引 *153*

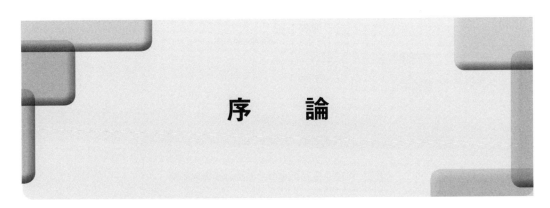

序　論

　薬剤学は，薬物適用の方法論を研究することによって有効かつ安全性の高い医薬品製剤を提供することを目的とする学問である．こうした薬剤学の基盤をなす学問分野には医薬品製剤の物性に関する分野である**物理薬剤学**と薬物を生体に適用した後の薬物の体内動態に関する分野である**生物薬剤学**とが挙げられる．このうち，本書では主に後者の生物薬剤学について解説する．また，本書の最後の部分では最近，薬剤学の分野で急速に進歩しているドラッグデリバリーシステム（drug delivery system：DDS）についても紹介する．

1　薬剤学の学問分野の定義

(1)　**物理薬剤学**（physical pharmacy）
　原料粉末の薬物を錠剤やカプセル剤などの製剤にする過程や製剤の性質に関する諸問題を解析するため，様々な物理学的手法を用いて研究する分野．

(2)　**生物薬剤学**（biopharmacy）
　薬物を生体に投与した後の生体内動態，すなわち，吸収，分布，代謝，排泄の機構を明らかにして投与形態や投与方法の確立に必要な情報を得る分野．

(3)　**ドラッグデリバリーシステム**（薬物送達システム，drug delivery system，DDS）
　薬物を人体に適用する際，新しい投与方法や投与形態を開発し，薬物の生体内動態を変化させ，薬物の持つ薬効を最大限かつ安全に発揮させようとする試みがなされている．このような考え方のもとに薬物投与の最適化を目的として設計される新しい投与システム．

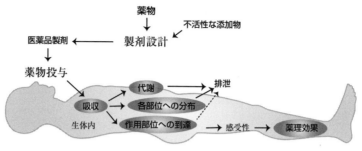

図1 医薬品製剤の設計と薬物の生体内動態

2 生物薬剤学概説

2-1 薬物の生体内動態（ADME）

生体内に投与された薬物は様々な過程を経て最終的には体外に出るが，一般に，生体内での挙動は，以下の4つに分類される．

表1 薬物の生体内動態の各過程

吸収（absorption）	薬物が投与部位から全身循環に移行する過程．
分布（distribution）	薬物が全身循環から各組織に移行する過程．
代謝（metabolism）	薬物が酵素の触媒する化学反応により主に肝臓で構造変化を受ける過程．
排泄（excretion）	薬物が腎臓や胆汁から体外に排泄される過程．

薬物の生体内動態は，上記の吸収，分布，代謝，排泄の英文の頭文字をとってADME（アドメ）とよばれる．

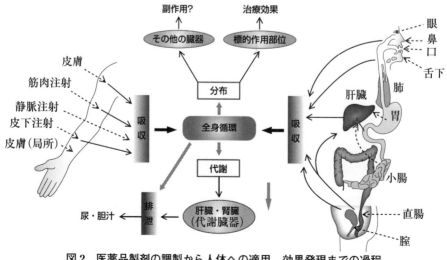

図2 医薬品製剤の調製から人体への適用，効果発現までの過程

第1章
生体膜の構造と薬物の生体膜透過機構

1-1 生体膜の構造

　生体膜は，原形質に接し，厚さ 50〜100 Å の表面膜で，原形質膜ともよばれている．その構造は，リン脂質を主成分とする脂質二重層の中に膜タンパク（内在タンパク質）が埋め込まれている形をとる（図1-1）．生体膜の構成成分には，これらリン脂質，タンパク質の他に糖脂質，コレステロールなどもある．

　この構造は，Singer 及び Nicolson によって提唱されている**流動モザイクモデル（fluid mosaic model）**とよばれている．

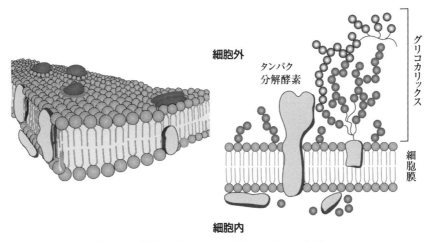

図 1-1　生体膜の構造　（流動モザイクモデル）

1-2 薬物の生体膜透過機構

　薬物が生体内を移行する際には，様々な臓器を覆っている生体膜を透過する必要があるが，生体膜が複雑な構造を有するため，いくつかの輸送機構が存在する（表1-1）．

表 1-1　薬物の生体膜透過機構の分類

受動輸送（passive transport）
　（1）単純拡散（simple diffusion）
　（2）細孔からの侵入（pore transport）
　（3）促進拡散（facilitated diffusion）
能動輸送（active transport）
　（1）能動輸送（active transport）
　（2）膜動輸送（endocytosis）

1-2-1　受動輸送（passive transport）

膜の両側に物質の濃度差があるとき，その濃度勾配に従って物質が移動する現象．受動輸送ではエネルギーを必要としない．

（1）単純拡散（simple diffusion）

受動輸送により薬物が透過する場合のうち，生体膜の脂質層を介して薬物が透過する現象．この場合，薬物の脂溶性が重要である．表 1-2 に単純拡散で輸送される薬物の透過の特徴をまとめた．

（2）細孔からの薬物の侵入（pore transport）

生体膜に存在する水で満たされた細孔を介して薬物が透過する現象．この場合，薬物の分子量が重要である．また，細孔内に水の流れがあり，その流れに沿って薬物が輸送される現象を solvent drag（溶媒牽引）とよぶ．

単純拡散機構で輸送される薬物の透過速度は，一般に **Fick の法則**に従い，次式により表される．

$$\frac{dC}{dt} = \frac{k \cdot A \cdot (Ch - Cl)}{L}$$

この式で dC/dt は薬物の透過速度，k は透過定数，A は膜の面積，L は膜の厚さ，Ch は高濃度側の物質の濃度，Cl は低濃度側の物質の濃度を示す．

表 1-2　単純拡散の特徴

・薬物の透過速度が濃度勾配に比例する．（Fick の第 1 法則）
・薬物の透過率が広い濃度範囲で一定である．
・エネルギー（ATP）の消費がない．
・輸送担体を必要としない．
・薬物間に相互作用がない場合，いくつかの薬物が共存してもそれぞれ単独で投与した場合と同じ透過率を示す．

(3) 促進拡散 (facilitated diffusion)

単純拡散と同様に薬物が濃度勾配に従って輸送されるが，輸送担体を用いる膜透過機構．この場合，濃度勾配に従うためエネルギーは必要としない．

1-2-2　能動輸送 (active transport)

(1) 能動輸送

生体から供給されたエネルギーを消費し，膜内に存在する輸送担体により薬物が濃度勾配とは逆方向に輸送される現象．表 1-3 に能動輸送により輸送される物質および薬物を示す．

能動輸送により吸収される薬物の吸収速度は，濃度の上昇に伴い飽和現象が認められ，その速度は Michaelis-Menten の式で表される．

$$V = \frac{V_{max} \cdot C}{K_m + C}$$

ここで V_{max} は最大輸送速度，C は吸収部位の薬物初濃度，K_m は Michaelis 定数（V_{max} の半分の速度を与える薬物濃度で，薬物と担体との親和性の指標となり，この値が小さいほど親和性が大きい）を示す．また K_m および V_{max} は，Michaelis-Menten の式を変形した式から，縦軸に 1/V，横軸に 1/C をプロットした Lineweaver-Burk プロットにより求めることができる（図 1-2）．

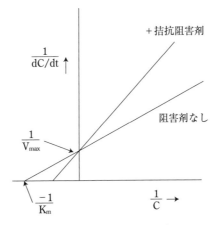

図 1-2　Lineweaver-Burk プロット

表 1-3　能動輸送により輸送される物質および薬物

D-グルコース，アミノ酸，水溶性ビタミン類（リボフラビン，シアノコバラミン），アミノβ-ラクタム抗生物質（セファレキシン，シクラシリン，セフラジン），カプトプリル，抗がん薬（5-フルオロウラシル，メトトレキセート），6-メルカプトプリン，ホスホマイシン，ホスカルネット，オフロキサシン，モルヒネなど．

表 1-4 には能動輸送で輸送される薬物の特徴をまとめた．

表 1-4　能動輸送の特徴

・濃度勾配に逆らって薬物が輸送される．
・エネルギー（ATP）を必要とする．
・輸送担体の数には限度があると考えられ，薬物の濃度の増加に伴い吸収速度に飽和現象が観察される．
・輸送担体の結合部位で競合するため，化学構造が類似した物質の共存により透過が阻害される．
・吸収部位特異性や構造特異性が見られる．
・エネルギー代謝阻害剤（酸化的リン酸化阻害剤）により薬物の吸収が阻害される．
例）2,4-ジニトロフェノール，KCN，アジ化ナトリウムなど．
・低温により薬物吸収が阻害される．

【1 次性能動輸送と 2 次性能動輸送】

① 1 次性能動輸送（primary active transport）

ATP の加水分解により得られるエネルギーを直接利用した膜輸送．

例）$Na^+ - K^+ ATPase$

② 2 次性能動輸送（secondary active transport）

1 次性能動輸送により形成されたイオン（Na^+，K^+ など）の電気化学的勾配（濃度勾配）を駆動力にして基質を輸送する輸送する系．

例）SGLT1，PEPTI

(2)　膜動輸送（endocytosis）

タンパク質や脂肪粒子などが細胞膜に包み込まれるように細胞内に取り込まれる現象（図 1-3）．

　飲細胞作用（pinocytosis）：溶液状のものが取り込まれる場合．

　食細胞作用（phagocytosis）：微粒子状のものが取り込まれる場合．

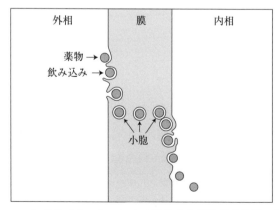

図 1-3　エンドサイトーシスによる薬物の生体膜透過機構の模式図

以上,薬物の生体膜透過機構について概説したが,これら各輸送機構の特徴を表1-5に示す.また,図1-4には単純拡散と能動輸送における薬物の吸収速度または吸収率と薬物濃度の関係を示す.

表1-5 薬物の生体膜透過機構のまとめ

輸送機構	濃度勾配	輸送担体	生体エネルギー	膜の変形
単純拡散	従う	無し	不要	無し
促進拡散	従う	有り	不要	無し
能動輸送	逆らう	有り	必要	無し
膜動輸送	逆らう	無し	必要	有り

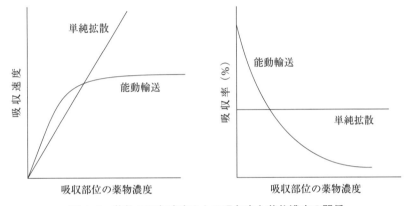

図1-4 薬物の吸収速度または吸収率と薬物濃度の関係

1-3 第1章のまとめ(キーポイント)

・薬物の生体内動態は,吸収,分布,代謝,排泄の4つの過程に分類される.
・生体膜は,主に脂質(リン脂質)とタンパク質から構成されている.
・生体膜の構造は,Singer及びNicolsonによって提唱されている流動モザイクモデル(fluid mosaic model)により表される.
・薬物の生体膜輸送機構は,主に単純拡散,促進拡散,能動輸送,膜動輸送の4つに分類できる.

1-4 第1章 章末問題

問 1.1 薬物の生体膜透過機構に関する次の記述の正誤について,正しいものの組合せはどれか.

a. 単純拡散による膜透過は,Fick の法則に従い,透過速度は濃度勾配に比例する.
b. 能動輸送は担体介在性の輸送系であり,濃度勾配に逆らった輸送が起こる.
c. 促進拡散は濃度勾配に逆らった輸送であるが,担体を必要としない輸送系である.
d. エンドサイトーシスは,タンパク質などの大きな分子や微粒子を細胞に取り込む機構である.

	a	b	c	d
1	正	正	正	正
2	正	正	正	誤
3	正	正	誤	正
4	正	誤	正	正
5	誤	正	正	正
6	誤	正	誤	正
7	誤	正	誤	誤
8	誤	誤	誤	誤

解 答

問 1.1: 3

解 説

問 1.1　c. 促進拡散は濃度勾配に従った輸送であるが,担体を必要とする輸送系である.

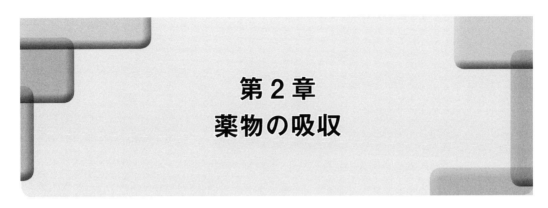

第2章
薬物の吸収

　薬物の吸収は，薬物の生体内動態の最初の過程であり，投与された薬物が薬理効果を発現するにはまず体内に薬物が入る必要があることから重要な過程である．

2-1　薬物の消化管吸収

　薬物の投与経路のうち，最も汎用されているのが経口投与であり，こうした観点から薬物の消化管吸収は重要である．

2-1-1　消化管の構造と生理機能

　消化管は咽頭後部からはじまり肛門に終わる1本の管であるが（図2-1），薬物吸収を考える上では，胃（stomach），小腸（small intestine），大腸（large intestine）が重要である．小腸は，十二指腸（duodenum），空腸（jejunum），回腸（ileum）の3つの部分により構成され，大腸は盲腸（cecum），結腸（colon）（上行結腸，横行結腸，下行結腸，S状結腸），直腸（rectum）の3つの部分を総称する．

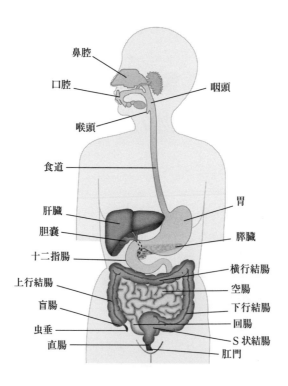

図 2-1　消化器官の模式図

(1)　胃の構造，生理機能と胃からの薬物吸収

　胃は，消化管中最も膨大した部分で，その入口は噴門，出口は幽門とよばれている．粘膜の表面は，一層の胃粘膜表面固有上皮細胞で覆われており，胃小窩とよばれる無数の陥凸がある（図2-2）．胃小窩の内部には腺細胞が存在し，ここからは塩酸や消化酵素などを含む胃液が分泌される．胃液に含まれる塩酸のため，胃内は通常酸性（pH 1～3）に保たれている．

　胃の生理機能として重要なものは，口腔から送られた食物を一時貯留し，適当な消化を行った後，吸収の場として最も重要な小腸へ順次送り込むことである．胃の内容物が腸へ送り込まれる速度を，**胃内容排出速度（gastric emptying rate）**またそれに要する時間を**胃内容排出時間（gastric emptying time）**という．経口投与された薬物が，胃から小腸に到達する速度は小腸での吸収速度を大きく左右するので，これらは重要な因子である．胃粘膜は構造上表面積が小さいため胃自身は基本的には薬物吸収に適さない．

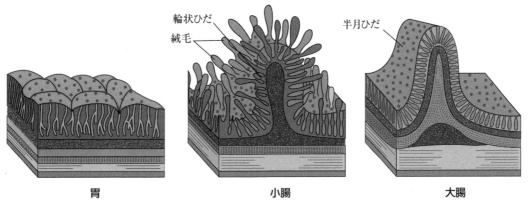

図 2-2 消化管の粘膜構造の比較

(2) 小腸の構造，生理機能と小腸からの薬物吸収

小腸は消化管中最も長い部分であり，ヒトの場合長さは6〜7mである．十二指腸は胃に続く約25cmの部分で，腹膜後壁に固定されている．幽門から約10cmのところに膵管および総胆管が開口しており，膵液および胆汁が放出される．十二指腸内のpHは約5〜6である．空腸，回腸はそれぞれ小腸全体の約2/5および3/5の長さを占め，腸間膜によって後腹壁に吊り上げられている．空腸および回腸内のpHはそれぞれ6〜7および8程度といわれている．

小腸はその表面に肉眼で観察できる多数の**輪状ひだ（folds of Kerckring）**が存在する．また，各ひだには光学顕微鏡レベルで観察可能な**絨毛（villi）**とよばれる突起が出ている．さらに絨毛を覆う個々の上皮細胞の表面には無数の**微絨毛（microvilli）**が存在するので，きわめて大きな表面積を持つことになる（図2-3）．

小腸はこのような構造をとることにより単なる円筒として計算した場合の内部表面積に比して，約600倍の表面積を持つことになり，栄養物質の吸収という重要な生理機能に合目的な構造を持っている．したがって，小腸は薬物吸収の場としても最も重要な器官である．

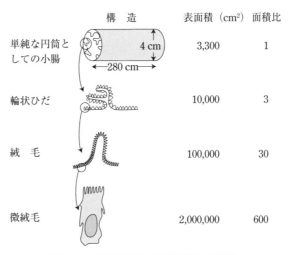

図 2-3 小腸粘膜の表面構造と面積比

(3) 大腸の構造と生理機能，大腸からの薬物吸収

大腸は，腹腔の外周に沿って蹄鉄形に走る小腸よりも太い消化管であり，ヒト大腸の長さは約 1.5 m である．大腸内には pH 約 6～7 の大腸液が存在する．大腸における生理作用は，主として水や電解質の吸収であるが，絨毛がないので有効表面積が少なく，薬物吸収への寄与は小さい．しかし，タンパク分解酵素が小腸に比べると乏しいので，ペプチド性医薬品の吸収部位として注目されている．また，大腸には大腸菌，ブドウ球菌をはじめきわめて多数の腸内細菌が存在するが，これらの細菌が様々な物質の代謝に関わっていることからこれを利用して薬物を大腸から選択的に吸収させたり，大腸で局所的に作用させる試みが行われている．一方，大腸の末端である直腸は，他の消化管と異なった血管構造を有しており，吸収された薬物が肝臓を経ずに直接全身循環に移行するため，肝臓における**初回通過効果***（**first pass effect**）を回避することができる．

*初回通過効果：薬物の一部が，吸収の過程や吸収されたのち全身循環血中に到達する前に代謝されること．

2-2 吸収部位の構造

(1) 絨毛（villi）

小腸の輪状ひだの上に出ている葉状もしくは指状の突起で，高さは 0.5 mm～0.8 mm である．

(2) 微絨毛（microvilli）

吸収上皮細胞の管腔側に出ている高さ 0.5～1 μm の微小な突起で，1つの細胞当たり約 1,000 本存在する．この部分には，多くの消化酵素や各種輸送系の輸送担体が存在する．

(3) 刷子縁膜（brush border membrane）

吸収上皮細胞の管腔側表面部分の膜で，頂側膜（apical membrane）ともよばれており，ここに上記の微絨毛が密生している（図 2-4）．腎臓の近位尿細管の管腔側にも同様の膜が存在する．この部分を分離し，膜を形成させた小胞を用いることにより各種薬物の透過機構を解明できる．

(4) 側底膜（basolateral membrane）

吸収上皮細胞の側壁から基底膜の部分の総称（図 2-4）．基底膜（basal membrane）と側壁部分の膜（lateral membrane）の合成語．この部分には刷子縁膜（brush border membrane）のような微絨毛は存在しないが，刷子縁膜とは異なるいくつかの輸送担体の存在が確認されている．

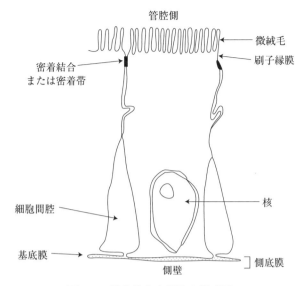

図 2-4　消化管上皮細胞の模式図

(5) 密着結合，密着帯 (tight junction)

上皮細胞と上皮細胞の間にあって，細胞間を強固に接合している部分（図 2-4）．一般に水溶性薬物は，この部分が吸収促進剤などにより開口すると透過しやすくなる．

(6) 細胞内経路 (transcellular route)

薬物が吸収上皮細胞の管腔側の刷子縁膜と側底膜を横切って細胞内を透過する経路（図 2-5）．脂溶性の高い薬物や能動輸送により輸送される薬物の透過経路である．

(7) 細胞間経路 (paracellular route, shunt pathway)

薬物が吸収上皮細胞と細胞の間の密着結合と側細胞間隙 (lateral intracellular space) を通り抜けて透過する経路（図 2-5）．水溶性の高い受動輸送で輸送される薬物の透過経路である．

【吸収と分泌】

吸収：薬物が管腔側（刷子縁膜側）から血液側（側底膜側）に透過する現象．
分泌：薬物が血液側（側底膜側）から管腔側（刷子縁膜側）に透過する現象．吸収とは逆方向．

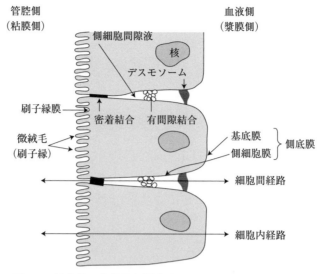

図 2-5　消化管上皮細胞の模式図と薬物の上皮細胞透過経路

2-3　薬物の消化管吸収に及ぼす諸要因

　薬物の消化管吸収は種々の要因により支配されることが知られているが，これらの要因を大別すると，表 2-1 のように薬物側の要因と生体側の要因の 2 つに分類される．また，薬物側の要因，生体側の要因の中にも表 2-1 に示す様々な要因がある．

表 2-1　薬物の消化管吸収に及ぼす諸要因

薬物側の要因	生体側の要因
(1) 脂溶性	(1) 消化管の構造
(2) 解離度	(2) pH
(3) 分子量	(3) 分泌液
(4) 溶解速度	(4) 胃内容排出速度
(5) 消化管内での安定性	(5) 血流
(6) 食物及び添加物	(6) 薬物排出輸送タンパク質
(7) 複合体形成	（P-糖タンパク質）

2-3-1　薬物側の要因

(1)　脂溶性

　一般に，薬物の消化管吸収は，脂溶性が大きいほど良好である（表 2-2）．これは，生体膜が基本的には脂質二重層で構成されているため，脂溶性の大きい薬物が生体膜に親和性が高いからである．

表 2-2 バルビツール酸誘導体の脂溶性とラットにおける消化管吸収性の関係

部 位	薬 物	分配係数	吸収率
胃[a]		CH_2Cl_2/水	
	チオペンタール	580	46
	セコバルビタール	52	30
	バルビタール	1	4
小腸[b]		$CHCl_3$/水	
	チオペンタール	＞100	67
	バルビタール	0.7	25
	バルビタール酸	0.008	5
結腸[c]		$CHCl_3$/水	
	ヘキセタール	＞100	44
	セコバルビタール	50.7	40
	ペントバルビタール	28.0	30
	シクロバルビタール	13.9	24
	ブテラール	11.7	24
	アリルバルビタール酸	10.5	23
	フェノバルビタール	4.8	20
	アプロバルビタール	4.9	17
	バルビタール	0.7	12

[a] *In situ* ループ法による 60 分間での吸収（pH 1.1）
(L. S. Schanker *et al.* (1957) *J. Pharmacol. Exp. Ther.*, 120, 528)
[b] *In situ* 1 回灌流法による 10 分間での吸収（pH 7.2）
(C. A. M. Hogben *et al.* (1959) *J. Pharmacol. Exp. Ther.*, 125, 275)
[c] *In situ* 1 回灌流法による 20 分間での吸収（pH 7.2）
(L. S. Schanker (1959) *J. Phamacol. Exp. Ther.*, 126, 283)

(2) 解離度

一般に，薬物は水溶液中である割合で解離しており，分子型やイオン型の形で存在する．このうち，分子型の薬物の方がイオン型の薬物よりも脂溶性が高いため，消化管吸収されやすい（表2-3）．

1) Henderson-Hasselbalch の式

弱酸性および弱塩基性薬物の pK_a と溶液の pH との間には **Henderson-Hasselbalch の式**が成立する．

$$\log \frac{[A^-]}{[HA]} = pH - pK_a \cdots 弱酸性薬物$$

$$\log \frac{[BH^+]}{[B]} = pK_a - pH \cdots 弱塩基性薬物$$

ここで $[A^-]$，$[HA]$ は，それぞれ弱酸性薬物のイオン型と分子型の濃度，$[B]$，$[BH^+]$ は，それぞれ弱塩基性薬物の分子型とイオン型の濃度を示す．

また，弱酸性薬物，弱塩基性薬物の分子型分率をそれぞれ f_{HA}，f_B とすると

$$f_{HA} = \frac{1}{1 + 10^{pH-pK_a}} \cdots 弱酸性薬物$$

$$f_B = \frac{1}{1 + 10^{pK_a-pH}} \cdots 弱塩基性薬物$$

となる．

表2-3はラットにおける各種薬物の小腸吸収性に及ぼすpHの影響について示している．表より，各種酸性薬物の小腸吸収性はpHの上昇に伴い低下する傾向がみられる．これは酸性薬物の場合，pHが上昇すると分子型の薬物の割合が減少し，イオン型薬物の割合が増加するためである．一方，これに対し，各種塩基性薬物の小腸吸収性はpHの上昇に伴い増大する傾向がみられる．これは塩基性薬物の場合，pHが上昇するとイオン型薬物の割合が減少し，分子型薬物の割合が増加するためである．

表2-3 ラットにおける薬物の小腸吸収性に及ぼすpHの影響

薬 物	pK_a	吸収率 (%)			
		pH 4	pH 5	pH 7	pH 8
酸					
5-ニトロサリチル酸	2.3	40	27	＜2	＜2
サリチル酸	3.0	64	35	30	10
アセチルサリチル酸	3.5	41	27	－	－
安息香酸	4.2	62	36	35	5
塩基					
アニリン	4.6	40	48	58	61
アミノピリン	5.0	21	35	48	52
p-トルイジン	5.3	30	42	65	64
キニーネ	8.4	9	11	41	54

In situ 1回灌流法による10分間の吸収

(C. A. M. Hogben *et al.* (1959) *J. Pharmacol. Exp. Ther.*, 125, 275)

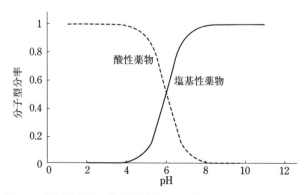

図2-6 酸性薬物及び塩基性薬物の分子型分率とpHとの関係

図 2-6 には酸性薬物及び塩基性薬物の分子型分率と pH との関係を示している．上述のように pH の上昇に伴い，酸性薬物の分子型分率は低下するのに対し，逆に塩基性薬物の分子型分率は増大することがわかる．

2) pH 分配仮説（pH partition theory）

弱酸性または弱塩基性薬物は，吸収部位に分子型で存在する割合が多いほど，また分子型薬物の脂溶性が大きいほど吸収されやすい．この説を pH 分配仮説とよぶ．

(3) 分子量

一般に，薬物の分子量が増大すると分子半径が大きくなるため，消化管粘膜を透過せず消化管吸収は低下する（表 2-4）．したがって，分子量の大きいイヌリン，ヘパリン，デキストランなどの高分子薬物は消化管からほとんど吸収されない．

表 2-4 各種分子量を有する糖類の消化管粘膜透過速度の比較

糖 類	分子量	分子を球状としたときの直径(Å)	粘膜側から漿膜側への移動速度（μmol/100 mg 湿重量/時間）
多糖類（デンプン）	50,000		0
イヌリン	5,000	14.8	0
二糖類（乳糖）	342	4.4	0.5
六単糖類（マンノース，ソルボース）	180		1.9
五単糖類（リボース，アラビノース）	150	3.6	2.2
三単糖類（グリセルアルデヒド）	90		4.5

（T. H. Wilson, T. N. Vincent（1955）*J. Biol. Chem.*, 216, 851）

(4) 溶解速度

薬物が消化管から吸収されるためには，まず原料粉末の薬物が溶解することが必要である．この場合，錠剤やカプセル剤などの製剤で薬物を経口投与した場合には，通常，これら製剤が顆粒，微粉末になって溶解するが，一部の薬物は製剤の形や中間的な顆粒の形からでも溶解する（図 2-7）．

いずれにしても，薬物は溶解性が悪いと消化管粘膜を透過できないため，溶解速度の速い薬物は消化管吸収されやすい．

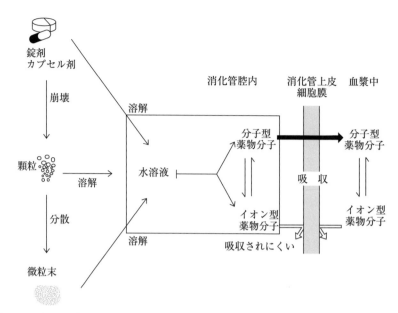

図2-7 経口投与製剤の薬物の溶解から消化管吸収されるまでの過程

【薬物の溶解速度】

固形薬物の溶解速度は一般にNoyes-Whitney式によって表される．また表2-5に，薬物の溶解速度に影響する各種要因について示した．

$$\frac{dC}{dt} = \frac{D \cdot S}{h} \cdot (C_s - C)$$

D：薬物の拡散定数，S：固形薬物の有効表面積，h：拡散層の厚さ，C_s：薬物の溶解度，C：時間tにおける溶液中薬物濃度

表2-5 薬物の溶解速度に影響する因子

粒子径	薬物の粒子径が小さいほど表面積が増大し，吸収が増加する． 例）グリセオフルビン（図2-8），フェナセチン（図2-9）
塩の利用	薬物を塩の形で投与すると溶解性が増大する． 例）パラアミノサリチル酸（図2-10）．
結晶多形	薬物の溶解性，吸収性：準安定形＞安定形 例）パルチミン酸クロラムフェニコール（図2-11）
無晶形	薬物の溶解性，吸収性：無晶形＞結晶形 例）ノボビオシン
溶媒和物	薬物の溶解性，吸収性：有機溶媒和物＞無水物＞水和物 例）アンピシリン

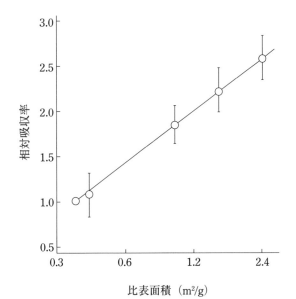

図 2-8　グリセオフルビンの比表面積と吸収量との関係
（比表面積 0.36 の時の吸収率を 1）
（R. M. Atkinson *et al.*（1962）*Antibiol & Chemother.*, 12, 232）

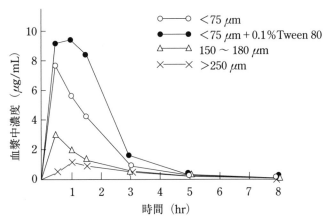

図 2-9　フェナセチンの消化管吸収に及ぼす粒子径の影響（ヒト）
（1.5 g を 200 mg/mL の水性懸濁液として投与）
（L. F. Prescott *et al.*（1970）*Clin. Pharmacol. Ther.*, 11, 496）

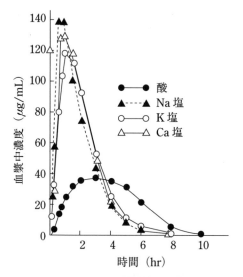

図 2-10　ヒトにおけるパラアミノサリチル酸の消化管吸収に及ぼす塩の影響（ヒト）
（遊離酸 4 g 相当量を錠剤として投与）
(S. H. Wan *et al.* (1974) *J. Pharm. Sci.*, 63, 708)

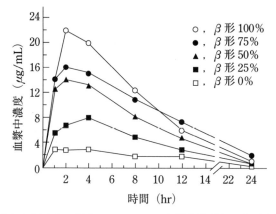

図 2-11　ヒトにおけるクロラムフェニコールの消化管吸収に及ぼす結晶形の影響
(A. J. Aguiar *et al.* (1967) *J. Pharm. Sci.*, 56, 847)

(5) 消化管内での安定性

　経口投与された薬物は，消化管内に存在する様々な消化酵素やタンパク分解酵素などにより分解する場合がある．その場合，薬物は消化管吸収される前に分解されるので，吸収が低下する．
例）サリチルアミドは，高濃度で投与すると血漿中濃度が高いが，低濃度で投与すると血漿中濃度がきわめて低い（図 2-12）．これは，サリチルアミドが，消化管粘膜で代謝されてグルクロン酸抱合体に変化するためであり，低濃度ほどその影響が出やすいためである．

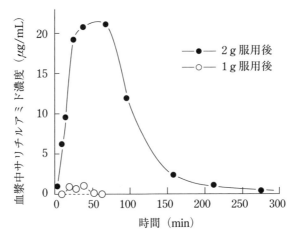

図 2-12 サリチルアミドの消化管吸収性に及ぼす投与量の影響
(W. H. Barr (1969) *Drug Inform. Bull.*, 3, 27)

(6) 食物および添加物（界面活性剤，アルコール，制酸剤など）

　食事の摂取や界面活性剤，アルコール，制酸剤などの様々な添加物も薬物の消化管吸収に影響を与えることが知られている．

　このうち，食事の摂取により胃内容排出速度（gastric emptying rate, GER）が遅くなり，薬物の消化管吸収が変動する．また，アルコールは消化管の血流を増大されることにより，薬物吸収を増大させる可能性がある．一方，制酸剤は，胃酸分泌を抑制し，胃のpHを高める．したがって，制酸剤は，酸性薬物の分子型分率を低下させ，消化管吸収を低下させるが，逆に塩基性薬物の分子型分率は増大するため，吸収は増大する．

1) 界面活性剤の作用

　薬物の消化管吸収に及ぼす界面活性剤の影響は複雑であり，以下の3つの作用がある．

① 低濃度で作用させると表面張力が低下し，薬物粒子の表面が濡れやすくなるので溶解速度が上昇し，吸収が増加する．

② 脂質の可溶化作用があるので，小腸上皮細胞の表面粘膜層の脂質が可溶化され，薬物の透過性が上昇する．

③ 臨界ミセル濃度（c.m.c）以上ではミセルを形成して，ミセル内に脂溶性薬物を取り込む作用を有する．この際，ミセル全体としては，親水基を外側に出して存在しているので，水溶性物質としての性質を有しており，ミセル自体の吸収はきわめて悪い．したがって薬物の吸収が減少することになる．

　吸収の悪い水溶性薬物（フェノールレッド，スルファグアニジンなど）は，界面活性剤の膜の可溶化作用により吸収が増大するが，吸収の良好な脂溶性薬物（スルファジメトキシン，イミプラミンなど）はミセルに取り込まれやすいので吸収が低下する（表 2-6）．

表 2-6 小腸からの薬物吸収に及ぼすタウロコール酸ナトリウム(界面活性剤)の影響

薬 物	吸収(%)	
	薬物単独	薬物+タウロコール酸
ABOB	4.0 ± 0.9	7.9 ± 1.7
フェノールレッド	5.5 ± 0.8	9.9 ± 0.8
スルファグアニジン	6.9 ± 1.7	13.8 ± 1.0
プロカインアミド	11.1 ± 1.6	17.0 ± 3.3
メトクロプラミド	25.3 ± 2.4	25.7 ± 2.3
キニーネ	42.2 ± 2.4	42.2 ± 6.9
ACDB	47.6 ± 4.9	44.4 ± 3.3
イミプラミン	69.7 ± 8.2	48.5 ± 4.7
スルファジメトキシン	75.3 ± 5.7	72.6 ± 2.8

タウロコール酸ナトリウムの濃度:20 mM

(7) 複合体形成

1) 包接化合物(シクロデキストリン)

シクロデキストリンは,デンプンに酵素を作用させて得られる環状のオリゴ糖であり,分子内の空洞に他の分子を取り込んで包接化合物を形成する(図2-13).シクロデキストリンは環を形成するグルコースの数により主に3種類に分けられる(表2-7).シクロデキストリンは薬物を分子内に包接して薬物の安定性,溶解性ならびに吸収性を改善する作用を有するため,各種製剤特性の改善に利用されている(表2-8).

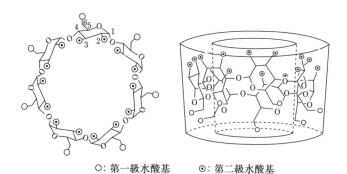

○:第一級水酸基　　◎:第二級水酸基

図2-13 β-シクロデキストリンの化学構造

表2-7 3種類のシクロデキストリンの各種物理化学的性質の比較

性 状	α-シクロデキストリン	β-シクロデキストリン	γ-シクロデキストリン
グルコース数	6	7	8
分子量	973	1,135	1,297
空洞内径 (Å)	4.7〜5.2	6.0〜6.4	7.5〜8.3
結晶水の数	6	11〜12	17
溶解度 (g/100 mL)*	14.5	1.85	23.2
環開裂半減期 (h)**	6.2	5.4	3.0

*25℃,水.　　**60℃,1 M塩酸水溶液中.

表 2-8 シクロデキストリンを用いた薬物の製剤特性の改善例

目的		薬物
溶解性の改善		非ステロイド系消炎鎮痛薬，ステロイドホルモン，ジギタリス強心配糖体，脂溶性ビタミン，経口糖尿病治療薬
化学的安定化	加水分解	プロスタグラジン I_2 (PGI_2)，カルモフール，ジギタリス強心配糖体，インドメタシン
	酸化・熱分解	ベンズアルデヒド，硝酸イソソルビド（ISDN），ニトログリセンリン
	光分解	クロルプロマジン，ビタミン A・D・E・K，ニフェジピン
	脱水・異性化	プロスタグランジン類
バイオアベイラビリティの改善	経口	フェニトイン，ジゴキシン，ジアゼパム，スピロノラクトン，カルモフール，フルルビプロフェン
	経粘膜	アセトヘキサミド，フルルビプロフェン，フェノバルビタール，プレドニゾロン
	経皮	プロピオン酸ベクロメタゾン，プレドニゾロン
油状・低融点物質の粉体化		ニトログリセリン，サリチル酸メチル，ONO-802，精油，脂溶性ビタミン
揮散性の防止		ヨウ素，メントール，硝酸イソソルビド，クロロブタノール，ナフタレン
矯味・矯臭		抱水クロラール，クロフィブラート，フェンブフェン，フルルビプロフェン
局所刺激性の軽減	消化管粘膜	インドメタシン，フルルビプロフェン
	溶血阻止	クロルプロマジン，イミプラミン，ベンジルアルコール，フルメナミン酸
	筋組織障害	クロルプロマジン，フルルビプロフェン，抗生物質

2）キレート形成

薬物の中には，金属イオンなどとキレートを形成して難溶解性及び難吸収性の錯体を形成する場合があるため，金属イオンを含む物質との相互作用に注意する必要がある．

例1）テトラサイクリンは牛乳中のカルシウムイオンとキレートを形成するので，吸収が低下する．

例2）ニューキノロン系の抗菌剤（ノルフロキサシン，スパルフロキサシンなど）は，アルミニウム，マグネシウムを含有する制酸剤との併用で難溶性のキレートを形成し，吸収が低下する．

2-3-2 生体側の要因

(1) 消化管の構造

小腸の表面には，輪状ひだ，絨毛および微絨毛などの特殊な凹凸構造があるため，表面積がきわめて広く，薬物の吸収に有利な構造を有している．一方，胃，大腸にはこうした凹凸構造はなく，表面積が狭いため，一般に薬物の吸収の部位としては小腸に比べ不利である．

(2) 消化管のpH

消化管内のpHにより薬物の解離度が変化し，吸収性も変動する．すなわち，酸性薬物はpHの上昇と共に分子型薬物が少なくなり，吸収が悪くなる．一方，塩基性薬物はpHの上昇と共に分子型薬物が多くなるため，吸収が良くなる．

(3) 分泌液（胆汁，粘液）

薬物の消化管吸収性を支配する分泌液としては，胆汁と粘液が挙げられる．

1) 胆汁

高脂肪食を摂取すると，脂肪の消化・吸収を助けるため，**胆汁**が分泌されるが，胆汁中には胆汁酸塩が存在する．胆汁酸は界面活性作用を有するため，界面活性剤と同様に生体膜を可溶化したり，薬物の溶解度を増大させたりして吸収を改善する．例えば，グリセオフルビンの消化管吸収性は高脂肪食の摂取により増大するが（図2-14），これは高脂肪食により胆汁が分泌され，難溶解性のグリセオフルビンの溶解性が改善したことが吸収改善の大きな要因である．

しかしながら，胆汁酸がミセルを形成すると，ミセル中に取り込まれやすい薬物の消化管吸収は逆に抑制される．

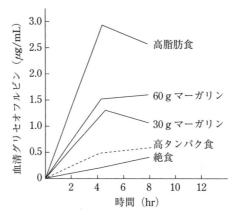

図2-14 グリセオフルビンの消化管吸収に及ぼす脂肪摂取の影響（投与量1 g）
(R. G. Crouse (1960) *J. Invest. Dermatol.*, 37, 529)

2) 粘液 (mucin, mucus)

粘液の主な成分は，消化管上皮細胞に存在する杯細胞（goblet cell）から分泌される糖タンパク質であり，生理学的には消化管粘膜表面を覆うことによりバクテリアや異物を小腸の粘膜表面に直接接触しないようにして生体防御の観点から重要な役割を果たしている．しかしながら，薬物の消化管吸収にとっては粘液の存在は不利であり，特に粘液と相互作用しやすい第四級アンモニウム化合物などの薬物は，小腸粘膜表面への移行が粘液により妨げられるため，消化管吸収が低下する．

(4) 胃内容排出速度

胃内容排出速度（gastric emptying rate, GER）は，経口投与された薬物が胃を通過して小腸

に移行する速度である．一般に，薬物の主たる吸収部位は小腸であるので，経口投与された薬物の吸収速度は，経口投与後小腸へ移行する速度により左右される．すなわち，GERが増大すると薬物は主たる吸収部位に速やかに移行するため，吸収速度は増大するが，GERが低下すると薬物は小腸になかなか移行せず，吸収速度が低下する．

例えば，アセトアミノフェンの消化管吸収速度は，GERを増大させる薬物であるメトクロプラミドの併用により増大し，血漿中濃度の立ち上がりがアセトアミノフェン単独投与時よりも速くなる（図2-15）．

一方，これに対してアセトアミノフェンの消化管吸収速度は，GERを低下させる薬物であるプロパンテリンの併用により低下し，血漿中濃度の立ち上がりがアセトアミノフェン単独投与時よりも遅くなる（図2-16）．

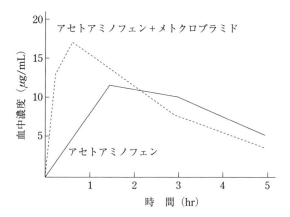

図 2-15　アセトアミノフェンの消化管吸収に及ぼすメトクロプラミドの影響
（アセトアミノフェン 1.5 g を経口投与し，メトクロプラミド 10 mg を静注した時の実験結果を示す．）
(J. Nimmo *et al.* (1973) *Brit. Med. J.*, 1, 587)

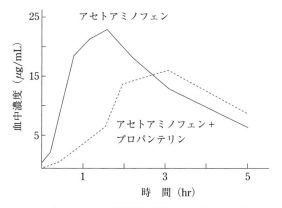

図 2-16　アセトアミノフェンの消化管吸収に及ぼすプロパンテリンの影響
（アセトアミノフェン 1.5 g を経口投与し，プロパンテリン 30 mg を静注した時の実験結果を示す．）
(J. Nimmo *et al.* (1973) *Brit. Med. J.*, 1, 587)

このように，GERは薬物の消化管吸収速度を左右する重要な要因の1つであるが，GERに影響する要因には，併用薬以外にも様々な要因がある（表2-9）．

表2-9　胃内容排出速度（GER）に影響を及ぼす要因

GERを増大させる因子	GERを低下させる因子
絶食	摂食
甲状腺機能亢進	甲状腺機能低下
不安状態	糖尿病
メトクロプラミド	抗コリン剤（アトロピン，プロパンテリン）
	三環系抗うつ剤（イミプラミン）
	麻薬系鎮痛剤（モルヒネ）
	エタノール

アセトアミノフェンのように受動輸送で吸収される薬物の吸収速度はGERが小さくなると低下するのに対し，能動輸送されるリボフラビンやシアノコバラミンの吸収速度はGERが低下すると増加する．

例えば，リボフラビンの消化管吸収性は，絶食時では悪く，逆に食後投与時では良好である（図2-17）．この理由は，リボフラビンの輸送担体（トランスポーター）は，主に小腸上部に局在しており，GERが増大すると一度に大量のリボフラビンが胃から小腸上部に移行するため，輸送担体が飽和してしまい，吸収が低下する．これに対して，食事を摂るとGERが低下し，リボフラビンがゆっくりと胃から小腸に移行するため，リボフラビンの輸送担体が飽和しないため，高い吸収性が得られるからである．

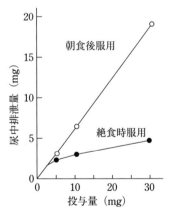

図2-17　リボフラビンの吸収に及ぼす食事の影響
(G. Levy et al. (1966) *J. Pharm. Sci.*, 55, 285)

(5) 血流

薬物の消化管吸収は，消化管を支配する血流によっても影響を受ける．一般に，薬物の消化管吸収は，血流速度が速いほど生体膜の内外の濃度勾配が常に保たれるため，良好であるが，血流速度が遅いと薬物の消化管吸収性は低下する．

特に，膜透過性の高い物質，すなわち脂溶性が高く低分子薬物ほど血流の影響を受けやすく（血流律速），水溶性の高い薬物や高分子薬物は血流の影響を受けにくい（膜透過律速）．

図2-18は，3種類の強心配糖体の消化管吸収性と血流速度の関係を示しているが，ウワバインを除く薬物の吸収性は血流の増大と共に増加することが認められている（図2-18）．すなわち，脂溶性の高いジギトキシンやジゴキシンの消化管吸収性が血流の影響を受けやすいのに対して，水溶性の高いウワバインの消化管吸収性はほとんど血流の影響を受けないことが明らかになっている（図2-18）．

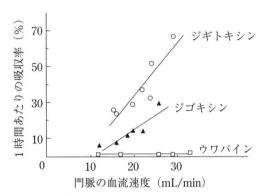

図2-18　3種類の強心配糖体の消化管吸収性と門脈の血流速度との関係
(A. Haass *et al.* (1972) *Eur. J. Pharmacol.*, 19, 366)

(6) 薬物排出輸送タンパク質（P-糖タンパク質）

小腸上皮細胞の刷子縁膜（brush border membrane）には，一旦，細胞内に吸収された薬物を再び管腔側へ排出する輸送タンパク質が存在することが知られており，**P-糖タンパク質（P-glycoprotein）**はその代表例である．P-糖タンパク質は，ATPの加水分解エネルギーを用いて細胞内に取り込まれた薬物を再び排出させる1次性能動輸送担体の代表例の1つである．

P-糖タンパク質は，当初，がん細胞の多剤耐性に関わる因子の1つとして発見されたが，その後の研究でがん細胞のみならず正常細胞にも幅広く分布していることが明らかにされ，異物排出による生体防御に重要な役割を担っていると考えられる．現在，P-糖タンパク質が発現している正常細胞としては，消化管上皮細胞の刷子縁膜以外に，脳の毛細血管内皮細胞，肝臓の毛細胆管側膜，腎臓の近位尿細管上皮細胞，副腎，胎盤などがあげられる．

P-糖タンパク質の基質となる薬物は，免疫抑制剤のシクロスポリン，タクロリムス，Ca拮抗薬のベラパミル，ニフェジピン，不整脈治療薬のキニジン，抗がん薬のビンクリスチン，ビンブラスチン，ドキソルビシン，ダウノルビシンなどであり，P-糖タンパク質は化学構造や薬理効果に関係がない幅広い薬物を認識する（基質認識性が厳密ではない）ことが知られている．

P-糖タンパク質の基質となる薬物の消化管吸収性は，一旦，細胞内に吸収された薬物がP-糖タンパク質によって再び管腔側へ排出されるため，脂溶性から予測するよりもかなり低い値を示すことが明らかになっている（図2-19）．この際，P-糖タンパク質の阻害剤であるシクロスポリンを併用すると，シクロスポリンがP-糖タンパク質の機能を抑制するため，これら薬物の消化管吸収性は増大することが認められている（図2-19）．

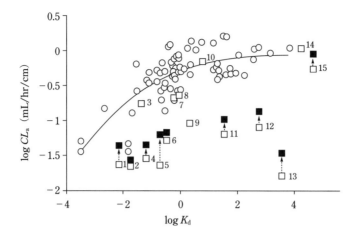

CL_a：小腸灌流法または小腸ループ法によって求められた単位長さ当たりの吸収クリアランス（mL/hr/cm）
K_d：オクタノール／緩衝液（pH 7.0）間の分配係数
□：1〜15までの薬物の単独投与時の結果
■：□にシクロスポリンを併用したときの結果

1. アテノロール，2. ナドロール，3. アセトアミド，4. セリプロロール，5. アセブトロール，
6. ドキソルビシン，7. チモロール，8. スルファチアゾール，9. キニジン，
10. スルファメトキサゾール，11. ジゴキシン，12. シクロスポリン，13. ビンブラスチン，
14. β-エストラジオール，15. ベラパミル

図 2-19　P-糖タンパク質の基質となる薬物の消化管吸収性と脂溶性の相関
(T. Terao et al. (1996) *J. Pharm. Pharmacol.*, 48, 1083)

　抗生物質には経口投与後の消化管吸収性が良好なものと経口投与してもほとんど消化管から吸収されないものがある（表 2-10）．

　このうち，消化管からの吸収が良好な抗生物質には，セファレキシン，セフラジン，シクラシリンなどの**アミノβ-ラクタム系抗生物質**があるが，これら抗生物質は化学構造がジペプチドと類似しているため，消化管に存在する**ペプチド輸送担体（ペプチドトランスポーター）PEPT1**により能動輸送されるため，脂溶性に乏しくても吸収が比較的良好である．

　一方，これと類似した名称の**アミノグリコシド系抗生物質**（ストレプトマイシン，ゲンタマイシン，フラジオマイシン，カナマイシンなど）は，水溶性が高く能動輸送もされないため，消化管からはほとんど吸収されない．

表 2-10　抗生物質の吸収性

経口投与後の消化管吸収性が良好な抗生物質	アモキシシリン，ヘタシリン，**アミノβ-ラクタム抗生物質**（セファレキシン，セフラジン，シクラシリン），テトラサイクリン，ミノサイクリン，ドキシサイクリン，クロラムフェニコール，エリスロマイシン
経口投与してもほとんど消化管から吸収されない抗生物質	ベンジルペニシリン，カルベニシリン，スルベニシリン，ピペラシリン，セファロチン，セファロリジン，セファゾリン，**アミノグリコシド系抗生物質**（ストレプトマイシン，ゲンタマイシン，フラジオマイシン，カナマイシンなど）

2-4 薬物の消化管吸収の基本事項（キーポイント）

- 薬物の消化管吸収において重要な臓器は，胃，小腸，大腸であるが，中でも小腸は薬物の消化管吸収の主たる部位として重要である．これは，解剖学的に小腸には輪状ひだ，絨毛，微絨毛などの凹凸構造が存在し，表面積が広いことに起因する．
- 薬物の吸収は，一般に pH 分配仮説に従い，分子型で存在する割合が大きいほど，また脂溶性が高いほど良好である．
- 薬物の消化管吸収は，薬物の脂溶性，解離度，分子量，溶解速度，消化管内での安定性，食物及び添加物，複合体形成などの薬物側の要因と消化管の構造，pH，分泌液，胃内容排出速度，血流，薬物排出輸送担体などの生体側の要因により支配される．これら薬物の消化管吸収に及ぼす各種要因については整理して理解する必要がある．

2-5 消化管以外の経路からの薬物の吸収

一般に，薬物の投与部位からの吸収性は，その薬物の投与経路により異なる．したがって，薬物の投与経路の選択は，治療効果を左右する重要な要因の1つとなる．現在までにこれら薬物の投与経路のうち，経口投与と注射による投与が汎用されている．

しかしながら，経口投与は，患者自身による服用の簡便さという点に利点があるものの水溶性薬物や高分子薬物が十分に吸収されないという欠点を有する．また，消化管や肝臓で代謝される薬物は，経口投与後，十分な治療効果を発現できないことも多い．一方，注射による投与においても速効性という点に利点があるが，患者に痛みを伴い，アレルギーやショックなどの重篤な副作用を発現する可能性がある．さらに，注射による頻回投与は筋肉拘縮症などの副作用を発現させるという問題も抱えている．

したがって，現在ではこうした経口，注射による投与方法以外に，全身作用発現を目的とした薬物の新しい投与経路として，鼻腔，口腔，肺，眼，腟，直腸などを利用して薬物を投与する試みがなされている（表2-11）．

表2-11 消化管以外の各種粘膜投与経路

(1)	鼻粘膜吸収	(5)	経皮吸収
(2)	口腔粘膜吸収	(6)	眼からの吸収
(3)	経肺吸収	(7)	腟からの吸収
(4)	直腸吸収		

2-5-1　薬物の経鼻吸収（nasal absorption）

鼻は呼吸器の外界に接する器官であり，古くから鼻感冒，鼻炎などの局所疾患の治療を目的とした製剤が用いられてきた．しかしながら，1970年代の後半から鼻が解剖学的に薬物の吸収に適していることが明らかになるにつれて薬物の吸収器官として研究対象に取り上げられるようになってきた．

(1) 鼻粘膜の構造

鼻腔は外鼻腔から後鼻腔で終わり，頭蓋底部と口腔上部の間に存在する空間をいい，鼻中隔により2つの鼻孔に仕切られ，また，鼻甲介により上，中，下の3鼻道に分かれている（図2-20）．また鼻粘膜は，鼻前庭，呼吸部及び嗅部からなり，それぞれ異なった性状を示す．これら鼻粘膜の構造のうち，薬物の鼻粘膜吸収は，鼻腔下部の大部分を占めている呼吸部で行われる．呼吸部粘膜上皮は多列繊毛上皮であり，その厚さは50～70 μm である．この部位に存在する繊毛は長さ5～10 μm であり，鼻粘液を奥の方へ押しやる動きをしている．また，粘膜下には脈管系（動脈，静脈，リンパ）が非常に発達して網状をなし，海面様体を形成している．したがって，鼻粘膜は薬物の吸収に有利な組織学的特徴を有している．

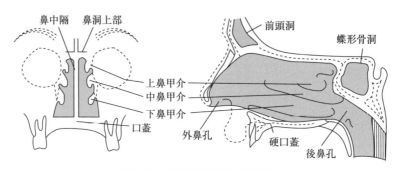

図2-20　鼻粘膜の構造（断面図）

(2) 薬物の鼻粘膜吸収機構

一般に，薬物の経鼻吸収性は，図2-21に示すラットを用いた経鼻吸収実験法を用いて評価する場合が多い．鼻粘膜に投与された薬物は，基本的には消化管吸収と同様に単純拡散で吸収され，pH分配仮説に従う．すなわち，一般的には脂溶性の高い薬物の吸収は，水溶性薬物に比べ良好であり，また分子型の薬物がイオン型の薬物に比べ吸収されやすい．

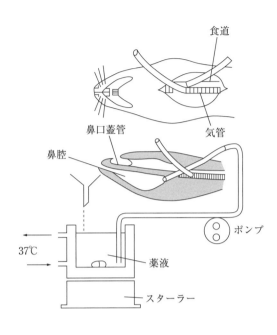
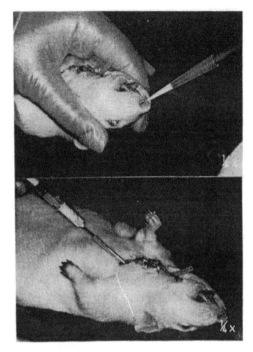

図 2-21 ラットを用いた薬物の経鼻吸収実験法
(左図：S. Hirai et al. (1981) *Int. J. Pharm.*, 7, 317　　右写真：平井真一郎 (1982) 武田研究所報, 41, 246)

図 2-22 (A) は，サリチル酸，アミノピリン及びフェノールレッドの 3 種の薬物の鼻粘膜からの吸収について *in situ* 鼻腔内灌流実験を用いて検討したものである．サリチル酸及びアミノピリンが鼻腔内から見掛け上 1 次速度に従って消失するのに対し，水溶性薬物のフェノールレッドはほとんど消失しない．また，図 2-22 (B) に図 2-22 (A) から算出したサリチル酸及びアミノピリンの鼻腔内から消失速度定数と pH との関係について示した．アミノピリンの pH-プロファイルは分子型分率の曲線とよく一致し，pH 分配仮説に従って吸収されることがわかる．

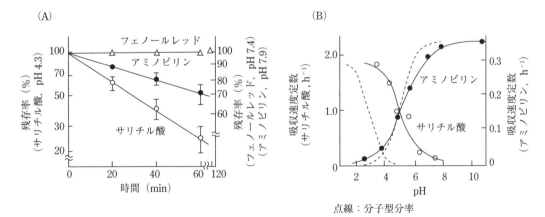

図 2-22 薬物のラット鼻粘膜吸収性の経時変化ならびに pH 依存性
(S. Hirai et al. (1981) *Int. J. Pharm.*, 7, 317)

一方，サリチル酸の場合は，完全にイオン型として存在しているpH領域においても鼻粘膜から吸収されることが認められ，鼻粘膜はイオン型の薬物に対してもそれほど大きな障壁にならないことが認められる．同様に，バルビツール酸誘導体のラット鼻粘膜からの吸収もこれら誘導体の脂溶性に依存するが，脂溶性の差ほど鼻粘膜吸収の差異はみられないことが知られている（表2-12）．

表2-12 バルビツール酸誘導体のラット鼻粘膜吸収に及ぼす脂溶性の影響

薬 物	分配係数[a]	吸収率[b]（%）
バルビタール	0.7	5.0
フェノバルビタール	4.8	10.6
ペントバルビタール	28.0	20.3
セコバルビタール	50.7	23.9

[a] $CHCl_3$/水　　[b] in situ 灌流法，pH 6.0，60分間

(C. H. Huang et al. (1985) J. Pharm. Sci., 74, 608)

また，薬物の経鼻吸収に影響を及ぼす要因の1つとしては薬物の分子量が挙げられる．すなわち，分子量の異なる薬物の吸収率の対数とこれら薬物の分子量の対数値の関係を検討すると，両者の間には良好な直線関係が得られる．したがって，一般的には分子量1,000以上の薬物の経鼻吸収は困難であり，吸収促進剤などの添加物の併用が必要になる．

(3) 鼻粘膜に適用される薬物

鼻粘膜に投与された薬物は吸収された後，直接体循環に移行するため，肝臓における初回通過効果を回避することができる．したがって，経鼻投与は消化管や肝臓で代謝されやすい不安定な薬物の投与部位として有用である．こうした経鼻吸収の特徴を利用してプロプラノロール，テストステロン，ナロキソン，ブデソナイド，ニカルジピンなどの肝初回通過効果を受けやすい薬物が経鼻投与されている．

図2-23は，ラットに静脈内，十二指腸内投与ならびに鼻腔内投与されたテストステロンの血漿中濃度を比較した結果を示している．その結果，テストステロンをラットに十二指腸投与した場合，AUCは静注時の1%に過ぎないのに対して，鼻腔内投与ではほぼ静注に匹敵する血中濃度が得られている．

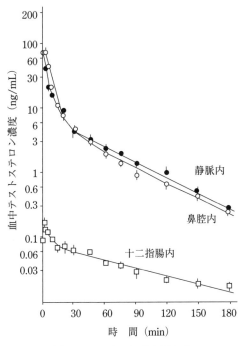

図 2-23 ラットに静脈内，十二指腸内投与ならびに鼻腔内投与後のテストステロン（25 μg）の血漿中濃度の比較

(A. A. Hussain *et al.* (1984) *J. Pharm. Sci.*, 73, 1300)

　一方，近年，インスリンやカルシトニンなどの生理活性ペプチドを医薬品として利用することが注目されている．しかしながら，これらペプチドを経口投与しても，消化管に存在する各種タンパク分解酵素により分解されることや高分子物質であるため消化管粘膜の透過性も良好でないという欠点を有する．これに対し経鼻投与は，こうしたペプチド性医薬品の投与経路としても有用である．

　図2-24は，ビーグル犬の鼻腔内にインスリンを投与した後の血糖値の経時変化に及ぼす添加物の影響を示したものである．図から明らかなようにインスリン単独で投与した場合において若干の血糖降下作用が認められ，インスリンは添加物を併用しなくても鼻粘膜から一部吸収されることが認められた．また，インスリンにポリオキシエチレン9-ラウリルエーテル，サポニンおよびグリココール酸ナトリウムなどの添加物を併用し経鼻投与すると顕著な血糖降下作用が得られ，これら添加物がインスリンの経鼻吸収を促進することが明らかとなった．さらに，グリココール酸は鼻粘膜に存在するインスリンの分解に関与するロイシンアミノペプチダーゼの活性を阻害することから，インスリンを安定化する作用も有することが認められている．

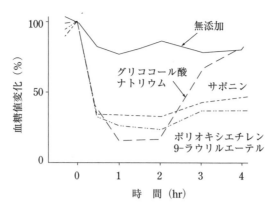

図 2-24　ビーグル犬の鼻腔内にインスリン（50 IU）を投与した後の血糖値の経時変化に及ぼす各種添加物（1%）の影響

(S. Hirai *et al.* (1978) *Diabetes.*, 27, 296)

さらに，最近，薬物を脳に移行させる際，血液-脳関門（blood-brain barrier）以外の経路として鼻から脳脊髄液（cerebrospinal fluid, CSF）に直接移行させる経路が検討されている．こうした経路を用いれば，従来血液-脳関門を介して脳に移行しにくかった薬物を脳に送達することが可能であり，新しい薬物の脳移行経路として注目される．

(4)　鼻粘膜適用製剤

局所作用を目的とした鼻粘膜適用製剤としては，アレルギー性鼻炎治療薬であるプロピオン酸ベクロメタゾンを充填した粘膜付着製剤リノコート®がある．一方，全身作用発現を目的とした経鼻投与製剤に関しては，デスモプレシン，ナファレリン，ブセレリンなどの薬物が臨床応用されているが，今後さらにこうした製剤を用いた薬物の経鼻投与が期待される．

2-5-2　薬物の口腔粘膜吸収（buccal absorption）

(1)　口腔粘膜の構造

口腔粘膜の上皮は，重層扁平上皮で構成されており，口腔に続く器官である胃や小腸などの消化管よりもむしろ皮膚に近い構造を有している．したがって，皮膚と同様に一部の口腔粘膜には角質層が存在し，この層が薬物透過の律速段階となる．しかしながら，この角質層の有無や厚さは，表 2-13 に示すように口腔粘膜の部位によって大きく異なることが知られている．すなわち，口腔粘膜は多数の粘膜の集合体であり，機能的には咀嚼粘膜，保護粘膜と味覚を感じる機能を有する特殊粘膜の 3 種に分類される．一般に咀嚼時の機械的刺激に曝されやすい粘膜上皮は角質化しているのに対し，咀嚼による力の影響をあまり受けない上皮は角質化していない．

表 2-13　口腔粘膜構造の部位差（ヒト）

部　位	粘膜の型	上　皮	
		厚さ	角化度
口唇および頬粘膜	保護粘膜	厚い	非角化
唇紅	特殊粘膜	薄い	角化
歯槽粘膜	保護粘膜	薄い	非角化
付着歯肉	咀嚼粘膜	厚い	角化および錯角化
口床	保護粘膜	薄い	非角化
舌腹部	保護粘膜	薄い	非角化
舌背（前 2/3）	特殊粘膜（味覚）	厚い	主として角化
舌根（後 1/3）	特殊粘膜（味覚）	多様	一般に非角化
硬口蓋	咀嚼粘膜	厚い	角化
軟口蓋	保護粘膜	厚い	非角化

(B. K. Berkovitz *et al.* (eds) (1978) "A Colour Atlas & Textbook of Oral Anatomy", p136, Wolfe Medical Publications Ltd., Holland)

(2) 薬物吸収機構

　口腔粘膜からの薬物吸収機構は一般に単純拡散であり，消化管と同様に pH 分配仮説に従う．こうした口腔粘膜からの薬物吸収実験は，従来ヒトの口腔内に一定時間薬液を含んだ後に回収する buccal absorption test を用いて行われてきたが，この方法により求めた各種薬物の口腔粘膜吸収率が，ヘプタンへの分配係数で表される脂溶性ときわめてよく相関することが示されている．また同様にハムスター頬袋（図 2-25）やラット舌腹部（舌の裏側）を用いた実験においても薬物の口腔粘膜吸収性と薬物の脂溶性の間には良好な相関性が見られる．図 2-26 は，ハムスター頬袋からの各種薬物の 1 時間の吸収率とこれら薬物の脂溶性との関係を示したものである．両者の間には良好な相関関係が得られ，さらにこれら薬物の脂溶性を分子量で補正するとより高い相関性が得られている．また，薬物の解離の状態と吸収性の間にも密接な関係が得られている．すなわち，ハムスター頬袋からの酸性薬物であるサリチル酸や安息香酸の吸収は，pH の増大に伴いこれら薬物の分子型の割合が減少するため低下することが知られている．

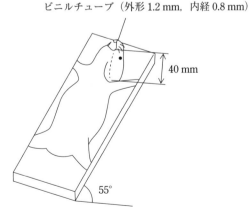

図 2-25　ハムスター頬袋を用いた口腔粘膜吸収実験
(Y. Kurosaki *et al.* (1986) *J. Pharmacobio-Dyn.*, 9, 287)

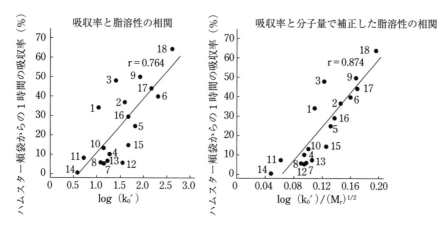

log (k_0') : lipophilic index, M_r : 分子量

1：フェノール，2：安息香酸，3：サリチル酸，4：アセチルサリチル酸，5：プロピオニルサリチル酸，6：ブチリルサリチル酸，7：m-ヒドロキシ安息香酸，8：p-ヒドロキシ安息香酸，9：o-メチル安息香酸，10：o-アミノ安息香酸，11：p-アミノ安息香酸，12：スルフィソキサゾール，13：アセトアニリド，14：アセトアミノフェン，15：フェナセチン，16：メチルパラベン，17：エチルパラベン，18：プロピルパラベン

図 2-26 ハムスター頬袋からの各種薬物の1時間の吸収率とこれら薬物の脂溶性との関係
(Y. Kurosaki *et al.* (1986) *J. Pharmacobio-Dyn.*, 9, 287)

さらに，口腔粘膜からの薬物の吸収には粘膜の角質層の厚さの違いによる部位差がみられる．図 2-27 は，口腔内にサリチル酸を含有した製剤を適用した後の吸収性（AUC）に及ぼす部位差を示している．図より明らかなように，サリチル酸の吸収性は，角質層の厚さに反比例しており，角質層の薄い部分においてはサリチル酸の吸収が良好であるのに対し，角質層の厚い部分ではサリチル酸の吸収性は悪くなり，顕著な部位差が認められている．

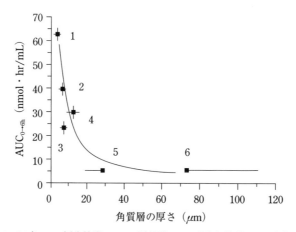

適用部位　1：口床，2：頬袋粘膜，3：口唇粘膜，4：舌腹部粘膜，5：舌背，6：頬粘膜

図 2-27 口腔内にサリチル酸含有製剤を適用した後の吸収性に及ぼす部位差
(Y. Kurosaki *et al.* (1991) *Pharm. Res.*, 8, 1297)

また，口腔粘膜は経鼻投与と同様，吸収された薬物が肝臓を経ることなく直接全身循環に移行するため，肝初回通過効果を受けやすい薬物やインスリンやカルシトニンのように消化酵素等で分解しやすいペプチド性薬物の投与経路として有用である．しかしながら，後者の薬物の場合には水溶性で高分子のものが多いため，口腔粘膜での吸収性を改善するためには，各種吸収促進剤の併用が必要になる．

(3) 口腔粘膜適用製剤

従来から口腔粘膜に適用されている製剤としては，バッカル錠と舌下錠がある．バッカル錠は，頬粘膜に適用し，局所で薬物を徐々に放出させて薬理作用を発現させようとするものであり，日本ではストレプトキナーゼなどの局所作用発現を期待した薬物に対して用いられているが，アメリカではメチルテストステロンなどの全身作用発現を期待した性ホルモンの薬物にも適用されている．一方，舌下錠は，舌の下に適用し，すぐに崩壊した後，速やかに吸収，薬理効果を発現することを目的としていることから，バッカル錠とは異なり錠剤内部に崩壊剤が封入されている．現在，わが国では狭心症，心筋梗塞などの治療，予防薬であるニトログリセリンや硝酸イソソルビドなどの全身作用薬が舌下錠として臨床上用いられている．

2-5-3 薬物の経肺吸収（pulmonary absorption）

呼吸器への薬物投与は，従来麻酔薬や喘息治療薬などの局所作用発現を期待する薬物の投与経路として用いられてきた．しかしながら，最近，消化管から吸収されないような高分子物質に対しても肺が高い透過性を有することが明らかになってきたことから，全身作用を目的とした薬物の投与経路としても注目されている．

(1) 肺の構造

肺から吸入された空気は，咽頭，気管，気管支，細気管支，終末気管支を通り，最終的には肺胞と呼ばれる末端部に到達する（図2-28）．肺胞は，肺の最小基本単位であり，この部位で本来の生理機能である空気中と血液中に存在するガス交換が行われるが，肺に投与された薬物においても肺胞からの吸収が重要となる．

ヒトにおいて肺胞は，約3～4億個存在するといわれ，その表面積は約200 m^2 であり，小腸粘膜の微絨毛を考慮した表面積に匹敵するといわれている．また，肺胞腔内と毛細血管の間には扁平な一層の上皮細胞が存在しているに過ぎず，この上皮細胞層の厚さは，わずか0.5～1 μm である（図2-29）．一方，小腸絨毛における上皮細胞と毛細血管までの距離や皮膚表面から皮下の毛細血管までの距離がそれぞれ 40 μm，100 μm であることが知られている．したがって，肺胞における上皮細胞の厚さが，小腸や皮膚の厚さに比べ極めて薄いことがわかる．このように，肺胞の数が多いことや上皮細胞が薄いことにより，肺はガス交換のみならず薬物の吸収部位としても有利な組織学的特徴を有していると考えられる．

また，肺胞の表面は，主にジパルミトイルフォスファチジルコリンなどのリン脂質からなる肺表面活性物質の層に覆われており，この物質が肺胞の安定化に寄与している．

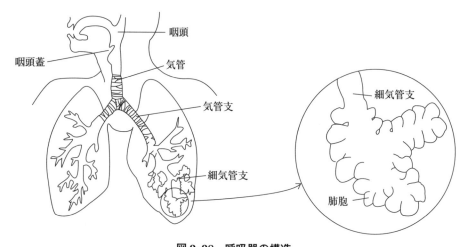

図2-28 呼吸器の構造
(R.R. Levine (1973) *Pharmacology*, 90, Little Brown and Co.)

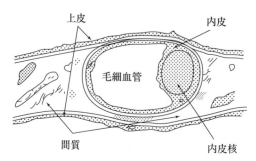

図2-29 肺胞-毛細血管膜の構造
(R. R. Levine (1973) *Pharmacology*, 91, Little Brown and Co.)

(2) 吸収機構

　薬物の経肺吸収は，一般的には単純拡散で輸送されることが知られており，多くの薬物は初濃度にかかわらず一定の速度で吸収されることが報告されている．また，薬物を経肺投与すると，高分子薬物でも消化管吸収などに比べ，極めて吸収性が良好であるが，分子量依存性があることが報告されている．Schankerらはラット肺内に各種分子量の異なる薬物水溶液を投与する実験法を用いて検討を行っている．その結果，これら薬物の経肺吸収性は薬物の分子量に反比例することが認められている（図2-30）．

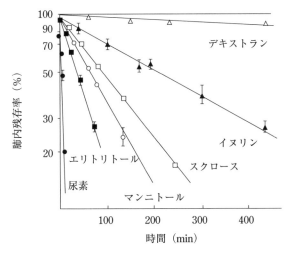

図 2-30　薬物の経肺吸収性に及ぼす薬物の分子量の影響
(S. J. Enna & L. S. Schanker (1972) *Am. J. Physiol.*, 222. 409)

また薬物の肺吸収においても脂溶性は極めて大きな支配因子である．例えば，各種強心配糖体の分配係数（脂溶性）とラット肺からの吸収速度を検討した結果，強心配糖体の肺吸収性は脂溶性に依存することが認められている（表 2-14）．

表 2-14　各種強心配糖体のラット肺からの吸収速度と脂溶性との関係

薬　物	分子量	クロロホルム／水 (pH 7.4) 分配比	半減期 (min)	速度定数 (min^{-1})
ジヒドロウアバイン	587	0.00081 ± 0.00003	86.8	0.008
ウアバイン	585	0.00376 ± 0.00063	67.0	0.010
ジゴキシン	781	16.6 ± 3.5	1.0	0.678
ジギトキシン	765	123.2 ± 6.7	0.3	2.132

(K. C. Lanman, R. M. Gillian, L. S. Schanker (1973) *J. Pharmacol. Exp. Ther.*, 187, 105)

一方，肺吸収にも輸送担体（トランスポーター）が関与する能動輸送機構の存在も示されている．例えば，フェノールレッドの吸収を初濃度を変えて検討した結果，高濃度になるほど吸収速度定数は低下し，飽和現象が見られている（図 2-31）．また，図には示していないが，このフェノールレッドの肺吸収は，クロロフェノールレッド，ベンジルペニシリンなどのフェノールレッドと構造が類似している有機陰イオンにより阻害されることが認められている．

したがって，フェノールレッドの肺吸収には濃度依存性が見られ飽和現象が観察され，また構造類似体の併用により阻害が見られ，同一の輸送担体を共有している可能性があることから，フェノールレッドは肺から能動輸送で輸送されることが示唆されている．

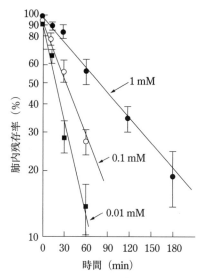

図 2-31 フェノールレッドの経肺吸収に及ぼす初濃度の影響
(S. J. Enna & L. S. Schanker (1973) *Life Sci.*, 12, 231)

　実際に薬物をエアゾール剤などの製剤を用いて吸入により投与する場合，粒子径により到達部位が限られるので注意を要する．すなわち，肺に作用させるのが目的であれば，1〜10 μm 程度で良いが，吸収されて速やかに全身作用を発現するためには 0.5〜2 μm の粒子径にする必要がある．しかし，薬物の粒子径をあまり小さくし過ぎる（＜ 0.5 μm）と，一度吸収されてもそのまま呼気中に出ていってしまうので注意が必要である（図 2-32）．すなわち，薬物を肺胞深部に到達させるためには，最適の粒子径が存在し，0.5〜2 μm の粒子径にする必要がある．

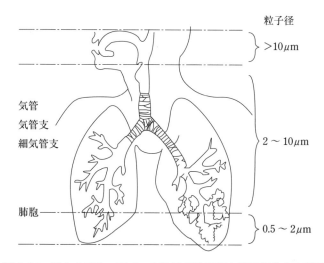

図 2-32 吸入させたエアゾール粒子の粒子径と到達部位との関係

(3) 肺に適用される薬物

　肺に投与された薬物は，経鼻投与と同様に吸収された後，直接体循環に移行するため，肝臓における初回通過効果を回避することができる．したがって，経肺投与は消化管や肝臓で代謝され

やすい不安定な薬物の投与部位として有用である．

　一方，肺は高分子薬物の透過性がきわめて高い性質を有していることから，近年，注目されているインスリンなどのペプチド・タンパク性医薬品の投与経路としても有望視されている．こうした背景から2006年，ファイザー社はインスリン吸入製剤を開発したがデバイスが大きく使いづらいこともあり，市場であまり売り上げが伸びずに撤退した．一方，最近 Mannkind 社からもより簡便な新たなインスリン吸入製剤が開発されている．したがって，こうしたペプチド・タンパク性医薬品の経肺投与製剤を開発し，臨床応用するためには，その製剤の有効性及び安全性のみならず，患者への適用のしやすさや簡便性なども考慮する必要がある．

2-5-4　薬物の直腸吸収（rectal absorption）

　一般に薬物の直腸粘膜への投与は，坐剤を用いて行われることが多い．このような坐剤を用いた薬物の直腸投与は，歴史的にみてかなり古くから用いられてきた投与方法であるが，日本では肛門に薬物を投与する方法が文化的な風土に合わず，最近まで頻繁に利用される傾向はみられなかった．しかしながら，最近，直腸粘膜にも以下に示す多くの利点があることが明らかになり，局所作用発現を期待する薬物のみならず，全身作用発現を期待する薬物の投与経路としても注目されている．

　直腸投与の利点としては，
① 食事や消化液（胃酸，膵液，胆汁等）による影響を受けにくい，（胃酸や酵素による分解を避けられること），
② 経口投与時の薬物の胃腸障害を回避できる，
③ 直腸中下部に投与された薬物は，吸収後門脈を経由せず直接大静脈に移行するため肝臓における初回通過効果を回避できる，
④ 小腸部位に比較して吸収促進剤の効果が顕著にみられ，水溶性薬物や高分子薬物の吸収改善が期待できる，
⑤ 投与方法が簡便であり，乳幼児や老人に対しても容易に投与可能である，
⑥ 不快な味や臭いのある薬物の投与経路として適している，
などが挙げられる．

(1)　直腸の構造

　直腸は，消化管の最下部に位置し，解剖学的にはS字結腸に続く大腸の一部分である．ヒトの直腸は長さが約10〜15 cm，直径が約1.5〜3.5 cmの大きさを有する円筒形の組織である．その機能は大腸からの腸内容物を一時的に保持し最終的に糞として排泄することにある．直腸粘膜の表面は他の消化管部位である胃や小腸と同様に単層円柱上皮細胞で覆われているが，小腸に比べ粘液を産生する杯細胞（goblet cell）の割合が多いことが特徴である．また，小腸にみられるようなひだが少なく絨毛も発達しておらず，小腸に比較すると表面積が狭く，一般的に薬物の吸収にそれほど適した部位であるとは言い難い．

　しかしながら，直腸中下部の血管系は，門脈につながっておらず直接大静脈に注ぎ込むため，

肝臓で初回通過効果を受けやすい薬物の投与経路として適していると思われる（図2-33）．

　また，一般的に抗生物質や生理活性ペプチドは水溶性で高分子のものが多く消化管から吸収されにくいため，これら薬物の吸収を改善する各種吸収促進剤が利用されているが，こうした吸収促進剤の効果が小腸に比較して顕著にみられることも直腸吸収の利点の1つであると考えられる．

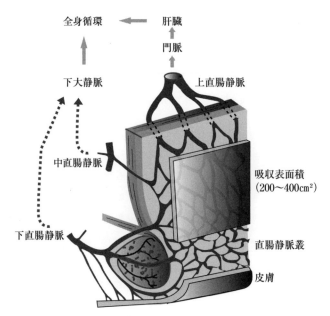

図2-33　直腸における支配血管の部位差

(2) 直腸吸収の特徴

1）pH分配仮説の成立，単純拡散による輸送

　直腸粘膜からの薬物の吸収は，胃粘膜吸収と同様に**pH分配仮説がよく成立する**ことが知られている．図2-34は消化管各部位からのサリチル酸の吸収率とpHの関係を示したものである．いずれの部位においてもpHの上昇に伴い，サリチル酸の吸収率が低下することが認められたが，直腸における吸収プロファイルがサリチル酸の分子型分率とpHとの関係のプロファイルに最も近いことがわかる．したがって，直腸粘膜からの薬物吸収は，他の消化管各部位に比較してもpH分配仮説によく従うといえる．

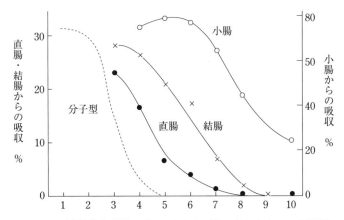

図 2-34 消化管各部位からのサリチル酸の吸収率と pH の関係
(K. Kakemi *et al.* (1969) *Chem. Pharm. Bull.*, 17, 255)

　一方，小腸において能動的に輸送されることが知られている糖類，アミノ酸，ビタミン類などの栄養物質や抗がん薬である 5-フルオロウラシル，メトトレキサートの直腸からの吸収はいずれも担体を介する輸送がみられず，これら物質や薬物の直腸吸収速度は初濃度に比例する．したがって，これら物質や**薬物の直腸吸収は単純拡散に従い，能動輸送はほとんどみられない**と考えられている．

2）肝臓での初回通過効果の回避

　直腸に流入する動脈には，上直腸動脈，中直腸動脈，下直腸動脈の 3 つがあり，これら動脈により直腸組織に血液を供給している．一方，静脈系にも上直腸静脈，中直腸静脈，下直腸静脈の 3 本の静脈が存在する．

　このうち，上直腸静脈は小腸や結腸部位と同様，腸間膜静脈を経て門脈に至るが，中直腸静脈と下直腸静脈は合流して内腸骨静脈となり，門脈を経ず直接下大静脈に至る．したがって，薬物を直腸上部に投与すると，薬物が上直腸静脈から下腸間膜静脈を経て門脈に入り，肝臓を通過するので初回通過効果を受けることになる．

　これに対し，中直腸静脈や下直腸静脈に支配されている直腸中下部に投与した薬物は，門脈を経て肝臓に移行せず直接下大動脈から全身循環に移行するので，**肝臓における初回通過効果を回避することができる．**

　図 2-35 には，プロプラノロール（2 mg）をラットに経口投与及び直腸内投与した場合の血中濃度を比較した例を示している．その結果，直腸内投与後のプロプラノロールの血漿中濃度は，経口投与した場合に比べ極めて高い値を示すことが明らかになっている．

　以上のように，プロプラノロールは，経口投与時には肝臓での初回通過効果を受けるが，直腸投与では肝臓での初回通過効果を回避でき，高い血漿中濃度が得られることが確認されている．

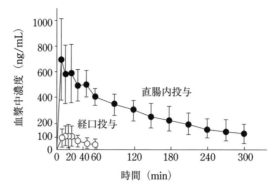

図 2-35　プロプラノロール（2 mg）をラットに経口投与及び直腸内投与した場合の血中濃度の比較
（A. G. de Bore *et al.*（1982）*Pharm. Int.*, 3, 267）

3）吸収促進剤による強い促進効果の発現

さらに直腸内に投与された坐剤は，薬物投与後，製剤が消化管内を連続的に移動する経口投与の場合とは異なり基本的に投与部位に留まる．また，一般に直腸を含めた大腸において吸収促進剤の促進効果は，小腸に比べ強いことが知られている．したがって，吸収促進剤の利用は，薬物の直腸吸収を改善するための有力な手段となる．各種吸収促進剤の中で，天然の中鎖脂肪酸の一種であるカプリン酸ナトリウムは有効かつ安全性の高い吸収促進剤として直腸投与製剤（坐剤）に用いられている．

図 2-36 は，アンピシリンを直腸内に投与後の血漿中濃度を示したもので，アンピシリンの直腸吸収はカプリン酸ナトリウム併用により大きく改善されることが認められている．また，カプリン酸ナトリウムを吸収促進剤として添加した小児用アンピシリン坐剤およびセフチゾキシム坐剤は臨床的有効性も明らかにされ，実用化されている．

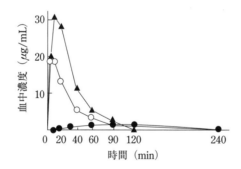

投与量 12.5 mg/kg．
●：直腸内投与（カプリン酸ナトリウムなし），○：直腸内投与（カプリン酸ナトリウム併用），▲：筋肉注射

図 2-36　アンピシリンをラットの直腸内に投与後の血漿中濃度に及ぼすカプリン酸ナトリウムの影響
（K. Nishimura *et al.*（1985）*Chem. Pharm. Bull.*, 33, 282）

(3)　直腸に適用される薬物

上述のように，直腸投与の多くの利点を生かして，現在アンピシリン，セフチゾキシムをはじめとする抗生物質，インドメタシン，アスピリン，ジクロフェナクなどの抗炎症剤，5-フルオロ

ウラシルなどの抗がん薬の投与経路として直腸が利用されている．

また，肝臓での初回通過効果を受けやすいプロプラノロール，リドカイン，ニトログリセリン，サリチルアミド，レボドパなどの薬物は直腸中下部に投与することにより肝初回通過効果を回避し，吸収率を改善できることが知られている．

2-5-5　薬物の経皮吸収（transdermal absorption）

薬物の経皮投与は，従来から低分子でなおかつ脂溶性の高い薬物の投与経路として利用されており，こうした低分子薬物の経皮吸収製剤が既に開発され商品化されている．しかしながら，最近ではいくつかの新たな経皮吸収促進方法が開発され，薬物の経皮投与は，従来ほとんど吸収されなかった高分子薬物の新規投与経路としても注目されている．

(1) 皮膚の構造

皮膚は，大別して表皮（epidermis），真皮（dermis），皮下組織（subcutaneous tissue）の3層よりなる（図2-37）．表皮のもっとも外側は**角質層（stratum corneum）**といわれる厚さ10～15 μmの角質化した細胞の層により覆われており，それが水の蒸散や外部からの物質の侵入に対する第1のバリアーとなっている．

角質層は核のない扁平な死んだ細胞が10～20層ブロック状に並んで形成されている．角質層の厚さは部位によって異なり，腹部，背部及び前腕部などでは薄いが，手掌や足底部では厚く400～600 μmもある．また，角質層では細胞間隔が非常に広く，その占める割合は10～30％であり，一般の組織の値である0.5～1.5％に比べきわめて大きい．細胞間隙は脂質で満たされており，その大部分は中性脂質，特にトリグリセリドが大量に含まれている．角質層のバリアー機能はこの細胞間隙の中性脂質の寄与によるものと考えられている．

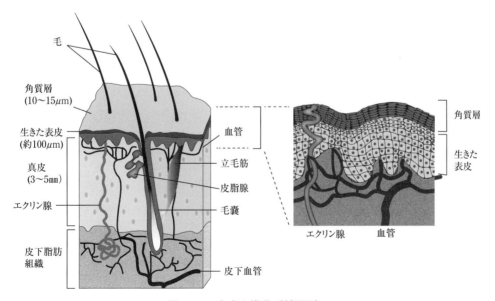

図2-37　皮膚の構造（断面図）

皮膚表面にはその他毛嚢，皮脂腺及び汗腺などの付属器官が存在するが，薬物の皮膚透過におけるこれら付属器官の寄与は，特殊な場合を除いて小さいといわれている．

表皮である角質層の内側には 50～100 μm の厚さの生きた細胞の層がある．これは外の方から透明（淡明）層，顆粒層，有棘層および基底層の形態的に異なる 4 層からなるが，これらはもともと別個なものでなく，基底細胞が分化，成熟して角質層細胞になる過程（成人では約 2 週間のターンオーバー）を表している．含水率は角質層で 15～20% であるのに対して約 90% となっている．

表皮の直下は真皮とよばれる線維状タンパク質からなる結合組織が存在し，皮膚の弾性特性はこれに由来すると考えられている．また，真皮の上層部には血管，リンパ管が走行しており，薬物が皮膚表面から吸収され，これら脈管系に回収される．真皮層は経皮吸収時のバリアーとは考えられていない．

(2) 薬物の経皮吸収の特徴

薬物の経皮吸収は，基本的には単純拡散で行われ，脂溶性の高い薬物や分子型薬物の透過が良好である．また，薬物の経皮吸収は分子量に依存し，一般的には分子量 500 以上の薬物の経皮吸収は小さく，経皮吸収製剤で実用化されている薬物は，ほとんど分子量 500 以下の低分子薬物であることが知られている．

また，薬物の経皮吸収は，表皮の最外層に存在する角質層により大きく制限されており，角質層が皮膚透過の最大のバリアーとして機能している．その一例として，6-メルカプトプリンの皮膚透過性を正常皮膚と粘着テープを用いて角質層を剥離した皮膚との間で比較した結果，正常皮膚における透過量はわずかであるのに対し，角質層剥離皮膚では顕著な透過が見られ，**角質層がこの薬物の透過バリアーとなっていることが明らかとなっている**（図 2-38）．

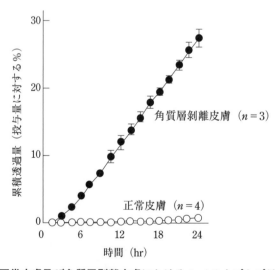

図 2-38　モルモット正常皮膚及び角質層剥離皮膚における 6-メルカプトプリンの皮膚透過性の比較
(H. Okamoto *et al.* (1989) *Pharm. Res.*, 6, 931)

(3) 薬物皮膚透過経路

薬物の皮膚透過経路は，大きく角質層を透過する経路と毛穴などの付属器官を通る経路の2つに分けられ，薬物の物性に応じて各経路の寄与は異なる（図2-39）．一般に，経付属器官経路からの吸収は速やかであるが，その有効表面積が全体の約0.1％程度であるため，投与後初期においては本経路の寄与が大きいが，薬物の皮膚透過全体における寄与は小さいと考えられる．したがって，**皮膚に投与された薬物の大部分は角質層を通って皮膚から吸収される**．

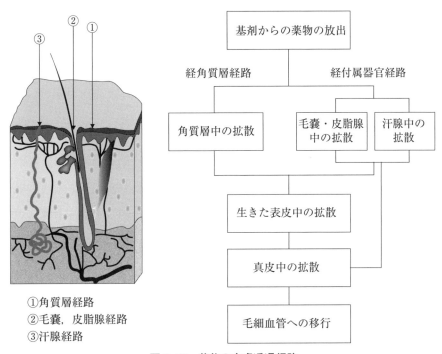

図2-39　薬物の皮膚透過経路

(4) 経皮吸収の改善

上述のように，一般に薬物の経皮吸収は最外層に存在する角質層により大きく制限されているため，水溶性薬物及び高分子薬物はほとんど皮膚から吸収されない．したがって，これら水溶性薬物及び高分子薬物の経皮吸収を改善するためには，何らかの吸収改善方法を利用する必要がある．

これら経皮吸収改善方法としては，化学的吸収促進法と物理的吸収促進法に分類できる．このうち，化学的吸収促進法としては，**(1) 経皮吸収促進剤の利用**，**(2) 薬物のプロドラッグ化**が挙げられ，一方，物理的吸収促進法としては，**(3) イオントフォレシス**，**(4) ソノフォレシス**，**(5) マイクロニードル**などが挙げられる．

1) 吸収促進剤の利用

経皮吸収促進剤は，皮膚に作用しその構造を一時的に変化させて薬物の皮膚透過を増大させる製剤添加物である．これら経皮吸収促進剤には，表2-15に示すように，アルコール類，ピロリドン類，サリチル酸類，溶媒類，油脂類，界面活性剤類など様々なタイプがあり，いずれも薬物の経皮吸収を改善する作用を有する．

表 2-15　代表的な経皮吸収促進剤

A	水溶性有機溶媒	
	アルコール類（EtOH，IPA）， 多価アルコール類（PG，PEG，グリセリン）	医薬品の基剤中および皮膚中溶解度を高める，コソルベンシー．
B	角質層の保湿・軟化剤	
	ピロリドン類，ヒアルロン酸，尿素誘導体	保湿作用
	サリチル酸類，尿素誘導体	軟化作用
C	非プロトン溶媒	
	DMF，DMSO，DMAC	脂質やリポタンパクを抽出，角質層の結合水と置換，角質層の高次構造をルーズにさせる．
D	油脂類，界面活性剤	
	高級アルコール，高級脂肪酸およびそれらのエステル，グリセリン中鎖脂肪酸エステル，レシチン，モノテルペン類	角質層脂質に対する作用 ≃ C_{12} が有効
E	新規促進物質	
	Azone®，Azone® 類似物質 デシルメチルスルホキシド 不飽和環状尿素（生体内分解性） 高分子化促進剤（ポリカチオン）	A～D の複合作用

（杉林堅次（1988）*Ther. Res.*, 8, 185, ライフサイエンス出版より一部改変）

　これら吸収促進剤のうち，Azone® は，極性の高い部分に適度の長さの脂肪鎖がつながった構造を有しており（図 2-40），強い促進効果を有する．図 2-41 は，8-ブロモサイクリックアデニル酸のヘアレスマウス皮膚透過性に及ぼす吸収促進剤の影響を見たものであるが，薬物の吸収は，1% の Azone® の併用により顕著に改善し，50% の dimethylformamide（DMF）の促進効果よりも高いことが認められている．

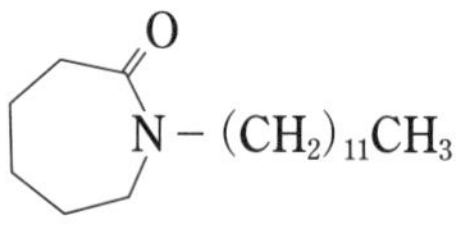

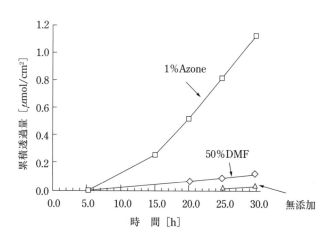

図 2-40　Azone® の化学構造

図 2-41　8-ブロモサイクリックアデニル酸のヘアレスマウス皮膚透過性に及ぼす各種吸収促進剤の影響

（R. B. Stoughton（1983）*Drug Dev. Indust. Pharm.*, 9, 725）

2）プロドラッグ化修飾

プロドラッグは，**薬物自体が有する種々の欠点を改善するため**，その分子構造を化学的に修飾したもので体内において元の薬物（親薬物）に復元されて薬効を発揮するものであり，薬物の溶解性改善，安定性改善，吸収性改善，吸収の持続化，標的部位への選択移行性の改善，味や臭いのマスク，副作用の軽減など様々な目的に用いられている．経皮吸収においても，薬物に脂溶性の官能基を導入したプロドラッグを合成し，皮膚への親和性を高めることにより吸収の改善が達成される．

表2-16は，抗がん薬マイトマイシンの経皮吸収改善のためのプロドラッグ化修飾の例である．本研究では，マイトマイシンCの化学構造のアジリジン基に脂溶性の官能基であるベンジルオキシカルボニル基を化学修飾すると元の薬物であるマイトマイシンCに比べ分配係数が増大し，脂溶性が高くなることが明らかになっている．以上のことから，本来，水溶性が高いマイトマイシンCに脂溶性の官能基を化学修飾することによりマイトマイシンCの脂溶性プロドラッグの合成できることが確認された．

そこで次に，マイトマイシンCとベンジルオキシカルボニル基を化学修飾したベンジルオキシカルボニルマイトマイシンCの皮膚透過性を評価した．図2-42は，マイトマイシンCとベンジルオキシカルボニルマイトマイシンCの皮膚透過性を比較したデータであるが，マイトマイシンCの経皮吸収性が，ベンジルオキシカルボニル基を化学修飾することにより顕著に改善されることが明らかとなっている．すなわち，プロドラッグ化修飾は，水溶性薬物であるマイトマイシンCの経皮吸収改善に有効であることが認められている．

表2-16 マイトマイシンC（MMC）とそのプロドラッグであるベンジルオキシカルボニルマイトマイシンC（Z-MMC）の物理化学的性質の比較

薬　物	MMC	Z-MMC
X	—	$-COOCH_2-$
R	$-H$	（フェニル基）
分子量	334.3	468.5
融点（℃）	>270	103
分配係数（n-オクタノール／水）	0.4	22
溶解度（μM)		
ミリスチン酸イソプロピル	13.2	2610
ヘキサン	<0.005	2.06

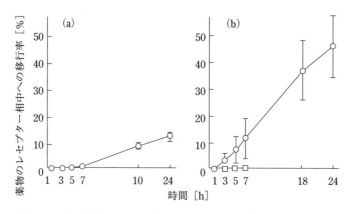

○: レセプター相中 MMC　□: レセプター相中未変化 Z-MMC

図 2-42 マイトマイシン C（MMC）(a) 及びそのプロドラック（ベンジルオキシカルボニルマイトマイシン C, Z-MMC）(b) のラット腹部摘出皮膚透過性の比較
（瀬﨑　仁編（1986）ドラッグデリバリーシステム，南江堂）

3) イオントフォレシス（iontophoresis）

　イオントフォレシスは，皮膚に外部から電流を流すことによって荷電した薬物を強制的に送り込む方法である．図 2-43 には，イオントフォレシスによる薬物の経皮膚吸収改善機構の模式図を記載しているが，皮膚に陽極と陰極の 2 つの電極を装着し，片方の電極に薬物を封入し，電流を流すと薬物が皮膚を透過して薬物貯留部（デポ）に移動し，そこから拡散により薬物が血液中に移行し吸収される．また，電流は主に抵抗の小さい付属器官に流れるため，薬物は通常の場合と異なり，付属器官を通る割合が大きいと考えられている．

　したがって，この方法では比較的大きな分子でも皮膚を透過させることができ，現在，ペプチド・タンパク性医薬品や遺伝子・核酸など高分子物質の経皮送達に関する研究が行われている．図 2-44 は，イオントフォレシスを用いたインスリンの経皮吸収性の改善に関する結果を示しているが，電流を流すと血糖値が一過性に低下したことから，高分子薬物のインスリンの経皮吸収改善にイオントフォレシスが有用であることが確認されている．

　一方，イオントフォレシスを皮膚に適用した際には，皮膚を通電することによる皮膚障害などの安全性が問題となっているが，パルス状に電流を流してイオントフォレシスを行うことによりこれを回避できることが報告されている．

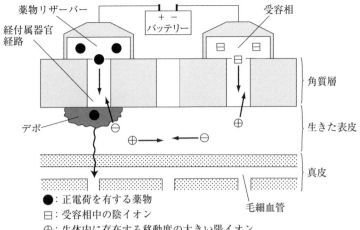

図 2-43 イオントフォレシスによる薬物の経皮膚吸収改善機構の模式図

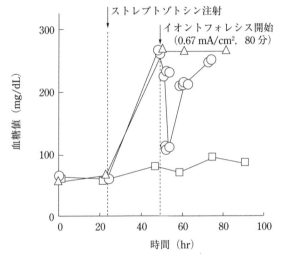

ヘアレスラットにイオントフォレシスによりインスリン（pH 7.1）を経皮投与したときの血糖値の変化
□：正常ラットでのコントロール　△：糖尿病ラットでのコントロール
○：糖尿病ラットにイオンフォレシスによりインスリン投与

図 2-44 イオントフォレシスを用いたインスリンの経皮吸収性の改善
(O. Siddiqui *et al.* (1987) *J. Pharm. Sci.*, 76, 341)

4）ソノフォレシス（sonophoresis）

ソノフォレシスは，皮膚の表面に超音波を照射することにより薬物の経皮吸収性を改善する方法である．本法によっても，水溶性薬物や高分子薬物の経皮吸収性が改善されることが知られている．

5）マイクロニードル（microneedle）

マイクロニードルは薬物を搭載した極めて微小な針を皮膚に適用し，薬物の経皮吸収性を改善する方法である．本方法は，皮膚の最大のバリアーである角質層を貫通させることができるため，皮膚透過性の悪い多くの薬物に適用可能である．マイクロニードルの素材は，従来，金属やシリコンであり，皮膚に適用した際に残留した場合の安全性に問題があったが，最近では生体内分解性であり生体適合性に優れた素材を用いたマイクロニードルが開発され，安全性の高い製剤が開発されている（図2-45）．

一例としては，生体内分解性であり生体適合性に優れたヒアルロン酸を素材としたマイクロニードルに，インスリンを含有させ皮膚に適用することにより，皮下注射と同等のインスリン血中濃度が確認されている．したがって，今後，こうしたマイクロニードルを用いた水溶性薬物や高分子薬物の経皮吸収改善ならびに治療効果の増強が期待できると考えられる．

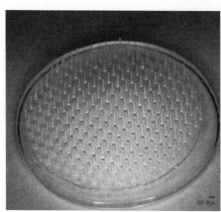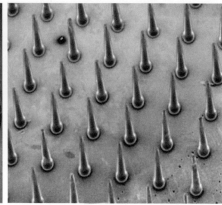

図2-45 薬物の経皮吸収改善に利用される生体分解性マイクロニードルの形状

本マイクロニードルは，ヒアルロン酸を素材として作製しており，皮膚内に適用後速やかに溶解し，内容薬物を皮膚内で放出することができる．また，ヒアルロン酸は生体内に元々存在する素材であるため安全性が高く，皮膚内に針が残留したり，溶解したりしても皮膚障害性はほとんど見られない．
（左：S. Liu *et al.*（2014）*Eur. J. pharm. Biopharm.*, 86, 267　右：S. Liu *et al.*（2012）*J. Control. Rel.*, 161, 933）

2-6　第2章のまとめ（キーポイント）

消化管以外の経路からの薬物の吸収

経口投与や注射による投与において吸収率が十分でない薬物や副作用の発現がみられる薬物に対しては，鼻，口腔，肺，直腸，経皮などの各種投与経路が試みられている．

（1）鼻粘膜からの吸収

・鼻粘膜は多列繊毛上皮細胞により覆われており，また粘膜下には血管系などの脈管系が発達し，薬物吸収に適している．

- 薬物は鼻から主に単純拡散で輸送され，脂溶性薬物や分子型薬物の吸収が良好であるが，イオン型薬物や水溶性薬物も消化管に比べ透過しやすい．
- 鼻粘膜から吸収された薬物は，直接体循環に移行するので肝臓における初回通過効果を回避できる（例：プロプラノロール，テストステロンなど）．
- 薬物の経鼻吸収は分子量に依存し，低分子薬物は吸収されやすいが，分子量1,000以上の薬物は，吸収促進剤などの添加が必要になる（例：インスリン＋界面活性剤）．
- 最近，全身作用を目的として薬物，特にペプチド性医薬品（酢酸デスモプレシンなど）の投与が実用化されている．

(2) 口腔粘膜からの吸収
- 口腔粘膜は，重層扁平上皮に覆われており，部位により角質層の厚さが異なる．
- 口腔粘膜からの薬物吸収は単純拡散であり，脂溶性の高い薬物や分子型の薬物は効率良く吸収される．
- 口腔粘膜から吸収された薬物は，直接体循環に移行するので肝臓における初回通過効果を回避できる．
- 口腔粘膜からの薬物の吸収には部位差があり，角質層の厚さに反比例する．
- 狭心症治療薬（ニトログリセリン，硝酸イソソルビド）の舌下錠やバッカル錠が用いられている．

(3) 経肺吸収
- 肺は，ガス交換を効率よく行うため，小腸に匹敵するきわめて広い構造を有しており，また肺胞の管腔面から毛細血管までの距離もきわめて短いため，薬物の吸収がきわめて迅速かつ良好である．
- 肺からの薬物は単純拡散で輸送されるものが多く，分子量や脂溶性に依存するが，一部の薬物は肺から能動輸送系により吸収される（例：フェノールレッド，ベンジルペニシリンなど）．
- 肺から吸収された薬物は，直接体循環に移行するので肝臓における初回通過効果を回避できる．
- エアゾルなどの剤形を用いて投与する場合，肺胞に到達させるには最適の粒子径（約0.5～2 μm）が存在する．

(4) 直腸吸収
- 直腸粘膜は円柱上皮細胞に覆われており，ひだや絨毛がないため，表面積は狭い．
- 直腸からの薬物吸収は単純拡散であり，脂溶性の高い薬物や分子型薬物は効率良く吸収される．
- 直腸中下部に投与された薬物は，肝臓での初回通過効果を回避できる．
- カプリン酸ナトリウムなどの吸収促進剤の促進効果が小腸に比べ発現しやすい．

(5) 経皮吸収
- 皮膚の構造は，表皮，真皮，皮下組織の3層に分類される．
- 表皮の最外層には角質層が存在し，薬物の透過の最大の障壁となっている．
- 薬物の皮膚透過経路は，角質層を透過する経路と毛穴などの付属器官を透過する経路の2つに分類されるが，前者の寄与が大きい．
- 薬物の経皮吸収改善法として，吸収促進剤の利用，プロドラッグの利用，イオントフォレシス，ソノフォレシス，マイクロニードルなどがある．

表2-17　各種投与部位からの薬物吸収の特徴

特徴	直腸	腟	皮膚	口腔	鼻	肺	眼
投与部位と吸収部位が同じ	○	○	○	○	○	△	○
肝臓での初回通過効果を回避できる	△	○	○	○	○	○	○
pH分配仮説が成り立つ	○	○	○	○	△	△	○
消化酵素が分泌されない	○	○	○	△	○	○	○
高分子の吸収が可能である	△	○	×	△	○	○	×
pHが中性付近である	○	×	○	○	○	○	○
吸収に利用できる面積が広い	×	×	×	×	×	○	×
全身作用薬の投与部位として利用される	○	○	○	○	○	○	×

（岡本浩一：消化管以外の経路からの薬物吸収（四ツ柳智久，檀上和美，山本　昌編）（2012）製剤学　改訂第6版，236，表6.8，南江堂より許諾を得て転載）

(6) 注射からの薬物の吸収 (injections)

薬物の投与経路の1つとして，注射による投与が挙げられるが，この投与は経口投与に次いで汎用されている投与経路である．また，薬物の注射部位によって以下の4つに分類される．図2-46には，それぞれの注射で投与した場合の，薬物の投与部位（注射部位）が模式的に示されている．これら4つの注射のうち，皮内注射は，検査や診断のための薬物投与であるのに対し，皮下，筋肉，静脈内注射はいずれも治療のための薬物投与である．

1) 皮内注射

皮内注射はツベルクリン反応などの検査，診断のための薬物投与である．

2) 皮下注射

皮下注射は，投与部位から血管壁を通って血管内に薬物が移行するが，薬物の吸収速度は，薬物の脂溶性，分子サイズ，血流により左右される．**また，分子量5,000以上の薬物は，皮下注射後，血管系よりもリンパ系に移行しやすい．**

3) 筋肉内注射

筋肉内注射は，皮下注射の場合と同様に毛細血管壁の透過性が，薬物の吸収速度を支配する．皮下投与に比べ大容量の投与が可能である．**また，分子量5,000以上の薬物は，筋肉内注射後，血管系よりもリンパ系に移行しやすい．** さらに，連続投与する場合には大腿四頭筋短縮症などの副作用の発現に注意しなければならない．

4) 静脈内注射

吸収過程を必要とせず，直接血管内に薬物を投与するため，吸収の悪い薬物でも100％利用で

きる．また，作用発現時間がきわめて速く，緊急時に有用な投与方法である．一方，薬物が急速に作用部位に移行しやすく，副作用の発現に注意する必要がある．

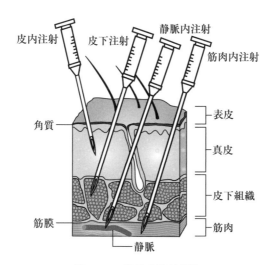

図 2-46　薬物の注射部位

2-7　第2章　章末問題

問 2.1　生体膜透過機構や消化管吸収に関する次の記述のうち，正しいものの組合せはどれか．

a. 能動輸送で輸送される薬物の吸収率は，構造の類似した薬物が共存すると単独で投与した場合と比べ低下する．
b. リボフラビンの吸収部位は小腸上部に局限されており，食後投与の方が絶食時に比べ吸収が増大する．
c. テトラサイクリンの吸収性は，牛乳を用いて服用すると増大する．
d. アミノグリコシド系抗生物質は，小腸に存在するジペプチド輸送担体を介して吸収される．
e. 小腸上皮細胞の刷子縁膜にはアミノ酸輸送担体が発現しており，アミノ β-ラクタム系抗生物質を能動的に輸送する際の輸送担体として働いている．

1 (a, b)　　2 (a, c)　　3 (a, d)　　4 (a, e)　　5 (b, c)　　6 (b, d)　　7 (b, e)
8 (c, d)　　9 (c, e)　　10 (d, e)

問 2.2　薬物の消化管吸収に関する次の記述のうち，正しいものの組合せはどれか．

a. pH 分配仮説によれば，小腸からの塩基性薬物の吸収は，pK_a が大きいほど有利である．

b. プロパンテリンは胃内容排出速度を増大させるため，この物質をアセトアミノフェンと併用するとアセトアミノフェンの消化管吸収速度が増大する．
c. サリチルアミドの消化管吸収は低濃度になると急激に低下するが，これはこの薬物が消化管で代謝されるためである．
d. テストステロンの吸収を改善するためには，経鼻投与にすることが望ましい．
e. フェノールレッドの吸収は，界面活性剤の併用により低下する．

1 (a, b)　2 (a, c)　3 (a, d)　4 (a, e)　5 (b, c)　6 (b, d)　7 (b, e)
8 (c, d)　9 (c, e)　10 (d, e)

問 2.3　薬物の消化管吸収に関する次の記述の正誤について，正しいものの組合せはどれか．

a. リボフラビンの消化管吸収は，アトロピンの併用により増大する．
b. 一般に，脂溶性薬物の消化管吸収性は，界面活性剤の併用によりミセルを形成するため低下する．
c. 薬物の多くは有機弱電解質であるため，管腔内で溶解した薬物は，吸収部位の pH によって決まるイオン型の割合と，そのイオン型分子の脂溶性によって吸収速度が決定される (pH-分配仮説)．
d. 薬物が細胞内経路を透過する経路は，paracellular route とよばれている．

	a	b	c	d
1	正	正	正	誤
2	正	正	誤	誤
3	正	誤	誤	誤
4	誤	正	正	誤
5	誤	誤	正	正
6	誤	誤	誤	正

問 2.4　薬物の経粘膜吸収に関する次の記述のうち，正しいものの組合せはどれか．

a. 鼻粘膜から吸収されたプロプラノロールは肝臓における初回通過効果を回避できる．
b. サリチル酸の口腔粘膜吸収は，部位差がほとんどない．
c. 一般に薬物の経肺吸収は他の部位に比べ極めて良好であるが，薬物の分子量や脂溶性に左右される．
d. 薬物を直腸上部から吸収させると直接体循環に移行するので，肝臓における初回通過効果を回避できるが，直腸中下部の場合には回避できない．
e. 薬物の皮膚透過経路は，角質層を透過する経路と毛穴などの付属器官を透過する経路の2つに分類できる．このうち，経皮吸収全体における寄与が大きいのは後者である．

1 (a, b)　　2 (a, c)　　3 (a, d)　　4 (a, e)　　5 (b, c)　　6 (b, d)
7 (b, e)　　8 (c, d)　　9 (c, e)　　10 (d, e)

問 2.5　薬物の経粘膜吸収に関する記述のうち，正しいものの組合せはどれか．

a. 酢酸デスモプレシンはペプチド性薬物であるが，鼻粘膜から吸収されるため，点鼻剤として中枢性尿崩症の治療に用いられている．
b. サリチル酸の口腔粘膜吸収は，pH 分配仮説に従う．
c. 薬物を肺胞に到達させるためには，粒子径をできるだけ小さくする必要がある．
d. セファレキシンやセフラジンは，小腸から PEPT1 により能動輸送により吸収されるが，その駆動力は Na^+ イオンである．

1 (a, b)　　2 (a, c)　　3 (a, d)　　4 (b, c)　　5 (b, d)　　6 (c, d)

問 2.6　薬物の経皮吸収に関する次の記述の正誤について，正しいものの組合せはどれか．

a. 皮膚の最も外側には脂肪組織が存在し，薬物の皮膚透過に対する最大のバリアーの役割を果たしている．
b. 薬物の経皮吸収性は一般にきわめて悪いため，吸収促進剤を併用しても吸収改善は期待できない．
c. マイトマイシン C はきわめて水溶性が高いため，プロドラッグ化修飾を施しても経皮吸収性はほとんど改善しない．
d. インスリンなどのペプチド性医薬品の経皮吸収性を改善するため，イオントフォレシスなどが利用されている．

	a	b	c	d
1	正	正	誤	正
2	正	誤	正	誤
3	正	誤	誤	正
4	正	誤	誤	誤
5	誤	正	正	正
6	誤	正	誤	正
7	誤	誤	誤	正
8	誤	誤	誤	誤

解　答

問 2.1：　1　　問 2.2：　8　　問 2.3：　2　　問 2.4：　2　　問 2.5：　1　　問 2.6：　7

解　説

問 2.1

c. テトラサイクリンは，牛乳を用いて服用すると牛乳中のカルシウムとキレートを形成するので吸収が低下する．

d. アミノグリコシド系抗生物質は，水溶性の高い薬物で吸収性は悪く，輸送機構も受動輸送である．小腸に存在するジペプチド輸送担体を介して吸収されるのは，アミノ β-ラクタム抗生物質である．

e. アミノ β-ラクタム系抗生物質を能動的に輸送する際の輸送担体として働いているのは，アミノ酸輸送担体でなく，ペプチド輸送担体である．

問 2.2

a. pH 分配仮説によれば，小腸からの塩基性薬物の吸収は，pK_a が大きいほど広い pH 領域でイオン型になるため，吸収には不利である．

b. プロパンテリンは胃内容排出速度を低下させるため，この物質をアセトアミノフェンと併用するとアセトアミノフェンの消化管吸収速度が低下する．

e. フェノールレッドのような水溶性が高い薬物の場合，界面活性剤を併用すると，界面活性剤の生体膜への可溶化作用により薬物吸収は増大する．

問 2.3

c. 薬物の多くは有機弱電解質であるため，管腔内で溶解した薬物は，吸収部位の pH によって決まる分子型の割合と，その分子型分子の脂溶性によって吸収速度が決定される（pH–分配仮説）．

d. 薬物が細胞内経路を透過する経路は，transcellular route とよばれている．

問 2.4

b. サリチル酸の口腔粘膜吸収は，部位によって角質層の厚さが違うため，異なることが知られている．

d. 薬物を直腸中下部から吸収させると直接体循環に移行するので，肝臓における初回通過効果を回避できるが，直腸上部の場合には回避できない．

e. 薬物の皮膚透過経路のうち，経皮吸収全体における寄与が大きいのは角質層を透過する経路である．

問 2.5

c. 薬物を肺胞に到達させるためには，最適な粒子径が存在する．

d. セファレキシンやセフラジンは，小腸から PEPT1 により能動輸送により吸収されるが，その駆動力は H^+ イオンである．

問 2.6
a. 皮膚の最も外側には角質層が存在し，薬物の皮膚透過に対する最大のバリアーの役割を果たしている．
b. 薬物の経皮吸収性は一般にきわめて悪いが，各種吸収促進剤の併用により吸収が改善される．
c. マイトマイシンCのプロドラッグ化修飾は，マイトマイシンCの経皮吸収改善に有効である．

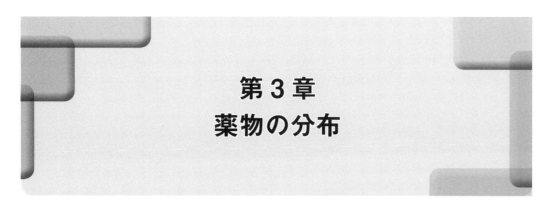

第3章
薬物の分布

　体外から直接あるいは何らかの吸収過程を経て，全身循環血液中に移行した薬物は，血流により体内の各組織（臓器）に運搬される．血液中に存在する薬物の一部は血管から漏出して組織内に移行し，さらに一部の薬物分子は組織を構成する細胞内に到達する．このように，**薬物が循環血液中から組織内へ移行する現象**を"分布"という．すなわち分布は，**体外から体内に入った薬物が標的作用部位を含む体内の各組織に行き渡る過程**と定義することができる．

　薬物の薬理作用は，薬物がその標的作用部位に移行してはじめて発現される．一方，目的とする薬理効果の発現とは無関係な組織への移行は，効果が期待できないばかりでなく薬物の体内への蓄積や副作用の発現につながる．したがって，**薬物の"分布"はその有効性や安全性と直接関連するプロセスであり，分布の機構の解明とその制御方法の確立は重要な課題**であると考えられる．

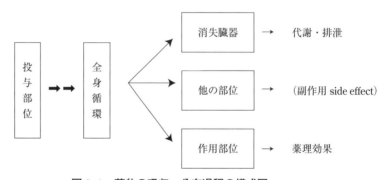

図 3-1　薬物の吸収，分布過程の模式図

　図 3-1 に薬物の吸収及び分布過程の模式図を示した．薬物は投与部位から吸収された後，全身循環に移行するが，ここから血液の流れに乗って体内の各種臓器に分布する．この際に作用部位に移行した薬物が薬理効果を発現するが，他の部位に移行すると副作用発現の原因となる．また，一部の薬物は肝臓や腎臓に分布し，これらの臓器でそれぞれ代謝・排泄される．

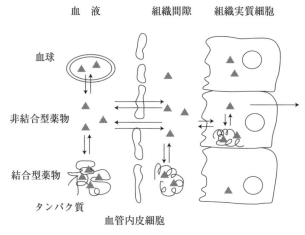

図 3-2　組織における薬物移行の模式図

　また，図 3-2 に組織における薬物の移行過程，すなわち薬物の分布過程の模式図を示した．血液中に移行した薬物は，一部血漿中のタンパク質とタンパク結合したり，血球成分の中に取り込まれる．したがって，これら血漿タンパク質や血球と相互作用しない遊離型の薬物が血管内皮細胞を透過して組織間隙や細胞内に移行する．また，細胞内に移行した薬物の一部は細胞内に存在するタンパク質などの生体成分と結合することが知られている．

3-1　薬物の分布を支配する要因

　循環血液中に存在する薬物は，基本的に濃度勾配に従い血液内から組織側に分布する．この際，血液から臓器への移行過程の効率を左右する要因として，以下の 3 つの要因が重要である．
① 対象臓器における血流量
② 薬物の毛細血管壁透過性
③ 血管内および組織中における生体成分，組織と薬物との結合
　　（特に，薬物の血漿タンパク質との結合）
　薬物の運搬の駆動力となる血流速度は，薬物の臓器への分布に大きく影響し，一般に薬物は血流量が大きい組織へ分布しやすい．また，薬物が臓器へ移行する際には血管壁を透過する必要があるが，内皮細胞より構成された血管壁の構造は各臓器によって異なることが知られている．したがって，各臓器における薬物の毛細血管壁の透過性も異なっており，このことが薬物の組織への分布に影響を与える．さらに血管内に存在する血漿タンパク質や組織内に存在する物質との結合によっても薬物の分布は大きく変化するので，生体内各部位における薬物の存在状態も分布を決定する要因の 1 つである．

（1）　対象臓器における血流量
　循環血液中に到達した薬物は，左心室から拍出される血液によって各組織に運搬されるので，

各組織に流入する動脈血の流量および動脈中濃度が組織への薬物移行速度を決定する因子となる．ヒトの種々の組織の血液量を単位重量当たりの血液量で比較すると，腎臓，肝臓などの臓器は血液量が豊富であり，薬物の分布に有利である（表3-1）．これに対し，皮膚，筋肉，脂肪などの組織では血流量が少なく，これらの臓器には薬物は分布しにくい（表3-1）．

表3-1　ヒトにおける各組織の血流量

組　織	組織重量の体重に対する割合（％）	供給される血液量の心拍出量に対する割合（％）	血液量 (mL/100 g 組織/min)
副腎	0.02	1	550
腎	0.4	24	450
甲状腺	0.04	2	400
肝	2		
肝静脈		5	20
門脈		20	75
門脈に流れ込む血管が分布する内臓	2	20	75
心臓（基礎量）	0.4	4	70
脳	2	15	55
皮膚	7	5	5
筋肉	40	15	3
結合組織	7	1	1
脂肪	15	2	1

(B. N. La Du *et al.* (Eds.) (1971) "Fundamentals of Drug Metabolism and Drug Disposition", The Williams & Wilkins Co. Baltimore.)

(2)　毛細血管の構造：臓器間の違い

毛細血管の構造は臓器によって異なり，連続内皮，有窓内皮，及び不連続内皮の3種類に大別される（図3-3）．

1) 連続内皮（continuous endothelium）

連続内皮を持つ毛細血管は，骨格筋，心筋，平滑筋，皮膚，肺あるいは皮下組織や粘膜組織など，生体内に最も広く分布しており，内皮細胞間が密に接合しているので物質の透過は最も悪い．後述するように，脳の毛細血管も同様の連続内皮を持つが，その構造はさらに物質を透過させにくいことが知られている．

連続内皮における物質の透過は，主に ① ピノサイトーシス小胞，② 細胞間隙，③ 細胞を貫く水で満たされた通路のいずれかの経路により起こる．低分子量の薬物は，親水性が高くても小孔を自由に通過できるので，連続内皮においても透過性は高い．一方，アルブミンなどの生体高分子も大きな通路は通過できるが，単位面積当たりの大きな通路の数は小さな孔の数百から数千分の1とされているので，実質的には高分子物質はほとんど連続内皮を透過できないと考えられる．

2) 有窓内皮（fenestrated endothelium）

有窓内皮は内臓型血管内皮ともよばれ，腎臓や小腸粘膜に存在する．このタイプの内皮細胞には，半径約 300 Å の円形のフェネストラ（窓）(fenestra) が存在する．フェネストラには，

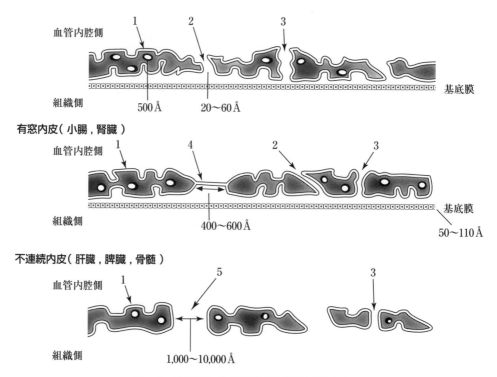

図 3-3 臓器間における毛細血管の構造の違い
1. ピノサイトーシス小胞，2. 細胞間隙，3. 細胞を貫く通路，4. フェネストラ（窓），5. 不連続内皮の開口部

diaphragm とよばれる薄い膜が張っている場合がある．この薄膜中には小孔が存在するが，低分子物質がこれを通過するのに対し，高分子物質は通ることができない．薄膜のないフェネストラの場合には，高分子の透過性も高いと考えられる．

内皮細胞層の外側には基底膜（basement membrane）が存在するので，これも物質透過のバリアーとして働く．例えば，腎臓の糸球体は有窓内皮の構造を有する毛細血管であるが，内皮細胞は高分子物質に対して実質的なバリアーとはならず，基底膜が負電荷を帯びた限外ろ過膜としてアルブミンなど生体高分子が尿中に漏出するのを阻止する働きをしている．

3) 不連続内皮（discontinuous endothelium）

不連続内皮の分布は非常に限られており，肝臓，脾臓，骨髄にのみ存在する．これらの臓器の毛細血管は基底膜を欠いており，また，血管壁には大きな開口部があるので，低分子物質だけでなく高分子物質も自由にこれを通過する．例えば，肝臓においては，毛細血管（類洞）の壁には直径 1～3 μm の大きなフェネストラや約 0.1 μm の小孔が多数存在するので，高分子物質や微粒子性の物質でも血管外空間に漏出する．また，肝臓では Kupffer 細胞と呼ばれる細網内皮系の細胞が血管壁の内側に存在しており，血管外空間に漏出しない微粒子も，細胞による貪食を受けるため見かけ上肝臓に捕捉される．

(3) タンパク結合

血液は血球と血漿よりなるが,血液中に存在する薬物は血球や血漿タンパク質など様々な物質と相互作用する.血球に取り込まれた薬物や血漿タンパク質に結合した薬物は,これらと挙動を共にすることになる.血球や血漿タンパクは通常,一般臓器の血管壁を透過しないため,これらの薬物の挙動範囲は基本的には血液中に限定される.したがって,**血漿中において血球や血漿タンパク質と結合していない遊離型の薬物が体内の各組織への分布や排泄,また薬理効果発現に寄与すると考えられる**(図3-4).一般にタンパク結合性の高い薬物の分布,消失は遅く,長時間体内に滞留することが知られている.

代表的な血漿タンパク質のうち,**アルブミン(albumin)**が量的にも多く,薬物(特に酸性薬物)の結合タンパク質として最も重要である(表3-2).この他の血漿タンパク質としては,**α_1-酸性糖タンパク質(α_1-acid glycoprotein)**があり,このタンパク質は主に塩基性の薬物と結合することが知られている.これらタンパク質への薬物の結合は可逆的で,生体内では薬物は平衡状態を保って存在している.したがって,遊離の薬物が消失し濃度が低下すれば平衡が移動して新たに遊離型薬物が出現する.一方,分布した組織側にもタンパク質,DNA,チューブリン及び酸性リン脂質などが存在し,薬物はこれら成分と結合することが知られている.

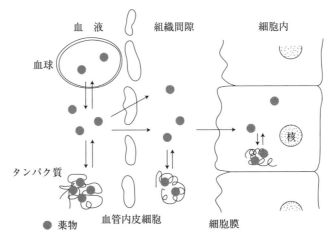

図3-4 血管中における薬物が組織に移行するまでの過程

表3-2 血漿中に存在する主なタンパク質

タンパク質	含有量(g/L)	含有率(%)	分子量(kDa)	等電点
アルブミン albumin	43.4	57.7	66	4.9
α-グロブリン α-globulin	4.1	5.6	200〜300	5.1
β-グロブリン β-globulin	8.8	11.8	90〜1,300	5.6
γ-グロブリン γ-globulin	12.9	17.4	156〜300	6.0
フィブリノーゲン fibrinogen	5.6	7.5	400	5.5

3-2　血漿タンパク結合の数学的解析

血漿タンパク結合は（3-1）式のような関係が成立する．

$$[P_f] + [D_f] \rightleftarrows [PD] \tag{3-1}$$

$[P_f]$：薬物と結合していないタンパク質の濃度

$[D_f]$：タンパク質と結合していない非結合型の薬物濃度

$[PD]$：タンパク質と結合している薬物の濃度

平衡状態では（3-2）式が成立し，

$$K = \frac{[PD]}{[P_f][D_f]} \tag{3-2}$$

となる．この式で K を結合定数（binding constant）あるいは会合定数（association constant）とよぶ．ここでタンパク質1分子当たりの結合部位の数を n，全タンパク質濃度を $[P_t]$ とすれば，全結合部位の濃度 $n[P_t]$ は（3-3）式で表される．

$$n[P_t] = [P_f] + [PD] \tag{3-3}$$

また，タンパク質1分子当たりに結合している薬物のモル数を r とすると（3-4）式が成立する．

$$r = \frac{[PD]}{[P_t]} \tag{3-4}$$

（3-2），（3-3），（3-4）式から（3-5）式が導かれる．

$$r = \frac{nK[D_f]}{1 + K[D_f]} \tag{3-5}$$

（3-5）式を Langmuir の吸着等温式または直接プロットとよぶ（図3-5）．またこの式を変形すると Scatchard プロットや逆数プロット（double reciprocal plot）を誘導できる（図3-5）．

直接プロット

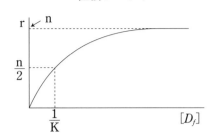

定常状態では　$r = n$

$r = \dfrac{n}{2}$ のとき　　$[D_f] = \dfrac{1}{K}$　となる．

Scatchard プロット

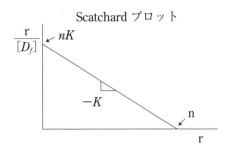

$r = \dfrac{nK[D_f]}{1+K[D_f]}$　より

$r + rK[D_f] = nK[D_f]$
$r = nK[D_f] - rK[D_f]$

$$\boxed{\dfrac{r}{[D_f]} = nK - Kr}$$

逆数プロット

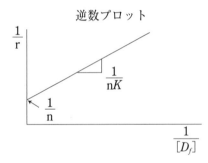

$r = \dfrac{nK[D_f]}{1+K[D_f]}$　より

$\dfrac{1}{r} = \dfrac{1}{nK[D_f]} + \dfrac{K[D_f]}{nK[D_f]}$

$$\boxed{\dfrac{1}{r} = \dfrac{1}{nK} \cdot \dfrac{1}{[D_f]} + \dfrac{1}{n}}$$

図 3-5　タンパク結合の数学的解析に用いる各種プロット

3-3　血漿タンパク結合の置換現象

　薬物の血漿タンパク結合部位が他の併用薬物によって置換された結果，元々血漿タンパク質と結合していた薬物の組織移行が増し，副作用や毒性が発現する場合がある（図3-6）．

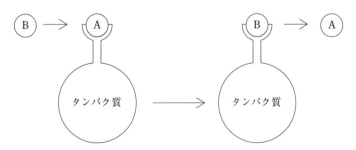

図 3-6　タンパク結合の置換現象の模式図

例えば，ワルファリンとオキシフェンブタゾンを併用したところ，ワルファリンの血漿タンパク結合が阻害された結果，血漿中遊離薬物濃度が増大したためプロトロンビン活性が著滅し，出血が始まったので急いでビタミンKを静注して回復させた例がある（図3-7）．同様に，タンパク結合していた薬物が併用薬物により置換される例は数多く存在する（表3-3）．

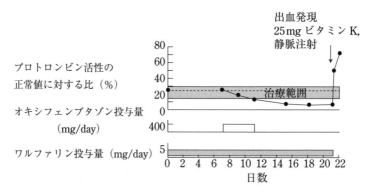

図3-7　ワルファリン投与患者におけるオキシフェンブタゾンの併用とそれに伴う抗凝血作用の増強
（P. M. Aggeler *et al.*（1967）*New Engl. J. Med.*, 276, 496）

表3-3　併用薬物により血漿タンパク結合が置換される薬物

置換される薬物	併用薬物
ワルファリン及び他のクマリン系抗凝血剤	クロフィブラート
	メフェナム酸
	ナリジクス酸
	オキシフェンブタゾン
	フェニルブタゾン
	抱水クロラール
トルブタミド	フェニルブタゾン
	サリチル酸
	スルファフラゾール

3-4　病態時におけるタンパク結合の変動

薬物とタンパクとの結合は，様々な状態下や病態時において変動することが知られている．一般的に，腎障害，肝障害，加齢などにおいては薬物のタンパク結合率は低下することが多いが，炎症時や高脂血症においては，薬物のタンパク結合が増大することが知られている（表3-4）．

表 3-4　各種状態下におけるタンパク結合率の変動

薬　物	通常時の結合率	変　化	要　因
アスピリン	49%	↓	腎障害
セファゾリン	84%	↓	腎障害
クロラムフェニコール	53%	↓	肝障害
クロフィブラート	97%	↓	妊娠時
ジアゼパム	99%	↓	腎，肝障害
メペリジン	58%	↓	加齢
プロプラノロール	93%	↑	炎症
トリアムテレン	43～53%	↑	高脂血症

（森本雍憲ら（2012）みてわかる薬学　図解薬剤学　改訂5版，345，表3-4，南山堂）

3-5　みかけの分布容積

　薬物が血液中から各臓器へ移行する，いわゆる分布のしやすさは，各薬物の性質により異なる．こうした薬物の分布のしやすさを表す指標として，みかけの分布容積（apparent distribution volume, V_d）が以下の式によって定義されている．

$$V_d = \frac{D}{C_p}$$

　この式で，D：体内に投与した薬物量，C_p：血漿内薬物濃度を示す．すなわち，薬物の投与量が一定の場合，血液中に薬物が高濃度存在すると分布容積は小さい値を示すが，逆に血液中から多くの薬物が組織に移行する（分布する）と分布容積は大きな値を示す．表3-5には，分布容積の基づいた薬物の分布のしやすさを分類している．
　分布容積は薬物の分布している実体積を表しているのではなく，ヒトの実体積を超えるような大きな分布容積を示す薬物もある．

表 3-5 分布容積の値に基づく薬物の分類

分布容積	分布の特徴	薬物・化合物名
V_d = 血漿体積（3L）	血中タンパク質との結合性が高いため，毛細血管を透過できず，血漿中にのみ存在する．	エバンスブルー インドシアニングリーン
V_d = 総細胞外液（15L）	毛細血管を透過し，組織細胞外液までは分布できるが，細胞膜を透過できないため細胞内にまでは移行できない．	バルプロ酸 フェニルブタゾン フェニトイン
V_d = 体液の総体積（40L）	細胞膜透過性が高く，血中，組織内いずれにおいても，タンパク結合率が低いため，細胞の内外を問わず，体液全体に均一に分布する．	アンチピリン カフェイン エタノール
V_d > 体液の総体積（> 40L）	細胞内タンパク質との結合性が高く，組織に蓄積する傾向がある．	チオペンタール イミプラミン ノルトリプチリン ジゴキシン

3-6 基本事項（キーポイント）

(1) 薬物の分布を支配する要因

1) 対象臓器における血流

　血流の速い臓器は薬物が分布しやすい．

　ヒトの各臓器の血流速度：腎臓，肝臓 > 皮膚，筋肉，脂肪

2) 薬物の毛細血管壁透過性

　毛細血管の構造は臓器によって異なり，連続内皮（筋肉，皮膚，肺），有窓内皮（小腸，腎臓），及び不連続内皮（肝臓，脾臓，骨髄）に分類できる．

　薬物の透過性：不連続内皮 > 有窓内皮 > 連続内皮

3) 薬物と血漿タンパク質との結合

- ・タンパク結合していない遊離の薬物が組織に分布するため，遊離型薬物濃度が薬理効果と関連する．また，タンパク結合した薬物は，臓器の血管壁を通過しないため，これら薬物は血液中に長時間滞留する（生物学的半減期が長い）．
- ・血液中に存在する薬物の一部は，血漿タンパク質と結合するが，薬物の結合タンパク質として重要なものは，アルブミン，α_1-酸性糖タンパク質である．
- ・薬物のタンパク質への結合は可逆的であり，生体内では平衡状態を保っている．
- ・タンパク結合において，よりタンパク質と結合しやすい薬を併用すると置換現象が起こり，遊離の薬物濃度が急激に上昇し，薬理作用（副作用）が増強される．
- ・薬物と血漿タンパク質との結合は，各種病態時により変動する．

(2) 見かけの分布容積

薬物の分布のしやすさを表す指標として，みかけの分布容積（apparent distribution volume, V_d）が以下の式によって定義されている．

$$V_d = \frac{D}{C_p}$$

この式で，D：体内に投与した薬物量，C_p：血漿内薬物濃度を示す．

【特徴的な分布容積を示す薬物，物質】

1) エバンスブルー

分布容積が小さい．分布容積＝血漿体積（3L）．血漿中のアルブミンと結合しやすく，毛細血管を透過できないので，血液中にのみ存在する．

2) アンチピリン

分布容積はやや大きい．分布容積＝体液の総体積（40L）．細胞膜透過性が高く，血中，組織中いずれにおいてもタンパク結合率が低いため，細胞の内外を問わず体液全体に均一に移行する．

3) チオペンタール

分布容積はきわめて大きい．分布容積＞体液の総体積．細胞内のタンパク質と結合性が高く，組織に蓄積しやすい．

3-7 特殊臓器への薬物の移行

3-7-1 薬物の脳移行

(1) 脳の構造と薬物移行経路

脳はヒトにおいて体重の約2％を占めるにすぎないが，その血流量は心拍出量の約15％，酸素消費量は身体全体の約25％にも及び，血流に富み代謝の盛んな臓器である．解剖学的には，脳は頭蓋骨の中で脳脊髄液（cerebrospinal fluid：CSF）中に浮かぶように存在しており，脳組織の中を毛細血管が網の目状に分布している（図3-8）．

脳への薬物移行には，①血液から脳に直接薬物が移行する経路と②血液から一旦CSFへ薬物が移行し，CSFから脳へ移行する経路の2種類の経路があり，それぞれの移行の間に次のような3つの障壁（関門）の存在が考えられている（図3-9）．

1. 血液-脳関門（blood-brain barrier：BBB）
2. 血液-脳脊髄液関門（blood-cerebrospinal fluid barrier：BCSFB）
3. 脳脊髄液-脳関門（cerebrospinal fluid-brain barrier）

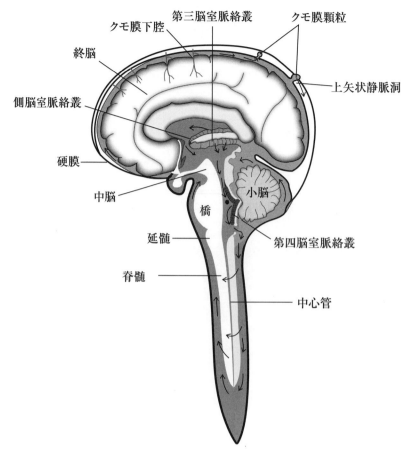

図 3-8 脳の解剖学的構造（断面図）

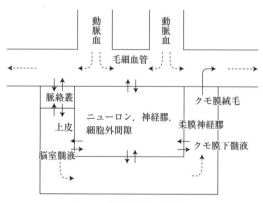

図 3-9 脳の構造の模式図

(P. R. Rall (1971) Hand book of Experimental Pharmacology 28, 240 及び H. F. Cserv et al. (1970) Proc. Int. Colloguium on Urea and Kidney, Excerpta Medica Foundation, Amsterdam より一部抜粋改変)

すなわち，①血液から脳に直接薬物が移行する経路には，1. で示した血液-脳関門（blood-brain barrier：BBB）のみが存在する．一方，②血液から一旦 CSF へ薬物が移行し，CSF から脳へ移行する経路には，2. 血液-脳脊髄液関門（blood-cerebrospinal fluid barrier：BCSFB）及び 3.

脳脊髄液-脳関門（cerebrospinal fluid-brain barrier）の2つの関門が存在する（図3-9）．

1）血液-脳関門（blood-brain barrier：BBB）

　BBBの本体は，毛細血管を構成する内皮細胞壁であり，他の臓器の内皮細胞とは異なり，細胞結合部が非常に強固で窓構造（fenestra）が無く小胞輸送も非常に少なくて，強力なバリアー能を有している．さらに物理的バリアー能だけでなく，内皮細胞の細胞質にはモノアミンオキシダーゼなどの薬物代謝酵素が高濃度に存在し，酵素的バリアー（enzymatic barrier）としての機能も備えられている．一方，脳室周辺の室傍組織と呼ばれる部分にはBBBが欠如していることも知られている．

2）血液-脳脊髄液関門（blood-cerebrospinal fluid barrier：BCSFB）

　CSFを介して血液から脳への薬物移行が起こる場合に律速となるのは，血液からCSFへの移行であり，ここに血液-脳脊髄液関門（BCSFB）が存在する．BCSFBの本体は，BBBのように血管内皮細胞壁ではなく，脈絡叢（choroid plexus）とよばれる上皮性の細胞が強固に接合した障壁である．脈絡叢はCSFの分泌組織でもあり，脈絡叢から分泌されたCSFは脳室，クモ膜化腔を通り，クモ膜絨毛から血液に流入する．

3）脳脊髄液-脳関門（cerebrospinal fluid-brain barrier）

　脳脊髄液-脳関門に対応するのは，脳組織を包んでいる軟膜とよばれる膜であるが，この膜のバリアー能は弱く，薬物の脳移行にそれほど障害にはならない．しかし，脳組織の内部に存在する毛細血管，すなわちBBBの全表面積と比較すれば，軟膜の面積ははるかに小さいので，移行量も少なく拡散による移行部位も軟膜近傍の脳組織に限られる．

　以上，全身循環系から脳への薬物移行に関しては，主にBBBとBCSFBという2種の障壁の透過を考える必要があるが，**BBBを構成する血管の総面積はBCSFBの総面積の5000倍にも及ぶため，後者の量的な寄与は小さく，一部の例外を除き，薬物の脳組織移行性はBBB透過性によって支配されている**と考えてよい．

3-7-2　薬物の脳組織移行機構

　薬物がBBBを介して脳へ移行する過程は，基本的には単純拡散により起こるので，脂溶性が薬物の脳組織移行性を支配する因子のうち最も重要である．一般に低分子薬物の場合，BBB透過性と脂溶性との間には良好な相関関係が得られる（図3-10左）．しかし，薬物分子量がある程度大きくなると，いくら脂溶性が高くてもBBB透過性は悪く，例えば分子量約400までは脂溶性とBBB透過性が相関するが，分子量約700以上では脂溶性とは無関係に移行性は極めて悪いことが知られている．

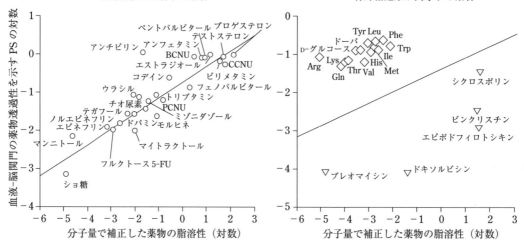

図 3-10　薬物の脳移行性と脂溶性との関係
(寺崎哲也：薬物の脳内移行性（林正弘，谷川原祐介編）(2015) 生物薬剤学 改訂第 3 版，80，南江堂より許諾を得て転載)

　BBB の役割は，外来異物から脳を守ることにあるが，脳の機能にとって必要な栄養物質に対しては毛細血管壁に特殊輸送系が存在し，選択的にこれらを取り込んでいる．一般薬物の中にもこのような輸送系で取り込まれるものが存在し，L-ドーパはアミノ酸に構造が類似しているため，アミノ酸の輸送系により脳に移行する．したがって，これら物質や薬物の脳組織移行性はその脂溶性から予想されるよりはるかに良好である（図 3-10 右）．また，BBB にはインスリン，トランスフェリンなどのペプチド，タンパク類に対する輸送系が存在し，これら高分子薬物は受容体介在性エンドサイトーシスにより取り込まれることも確認されている（図 3-11）．

　一方，P-糖タンパク質（P-glycoprotein）が BBB にも存在することが見出されており，一旦脳内に移行した薬物を ATP 依存的に血液中にくみ出すことが知られている．したがって，P-糖タンパク質の基質となる薬物は，脂溶性が高いにも関わらず脳移行性の悪くなることが示されている（図 3-10 右）．P-糖タンパクは，本来はがん細胞がある薬物に耐性になった場合に，構造類似性を持たない多くの薬物に対しても耐性を示す現象，すなわち多剤耐性（multidrug resistance）に関与する抗がん薬の汲み出しポンプとして見出されたが，最近では多くの正常細胞にも存在し，外来異物の排泄に関与していることが知られている．

　また，脈絡叢には数々の有機カチオン，有機アニオン類を CSF から血液側へ汲み出す能動的輸送機構があり，腎臓における輸送系との共通性が認められているが，一旦脳へ移行した薬物の消失に関わる因子として重要である．

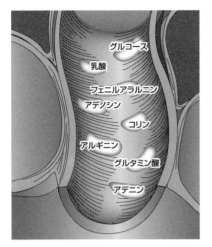
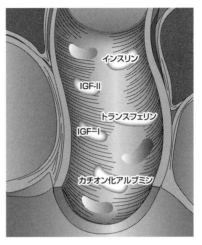

図3-11　血液脳関門に存在する栄養物質ならびに高分子薬物の輸送系（模式図）

3-7-3　薬物の胎児への移行

　妊婦に投与された薬物の一部は，胎児に移行することが知られているが，その際には母体と胎児の間にある**胎盤**（placenta）を介して薬物が移行する．胎盤は，本来，母体の栄養物質及び各種内因性生理活性物質などを胎児に供給したり，胎児内で生成された老廃物を母体に移行させて処理したりするなどの生理的な役割を担っており，母体と胎児との間で血漿交換が行われている．母体に投与された薬物もこの胎盤を介して胎児に移行するが，胎児では**血液-胎盤関門**（blood-plancental barrier）が未発達であり，胎児に薬物が移行しやすいため注意を要する．

　胎盤では，母体の血液と胎児の血液は直接混じりあわないが，絨毛間腔という部位で物質交換が行われる．すなわち，子宮動脈からの母体の血液が絨毛間腔に入り，ここで直接胎児の膜と接する．膜を隔てて胎児側の血液が臍帯動脈から臍帯静脈へと流れており，血液を胎児に戻している（図3-12）．

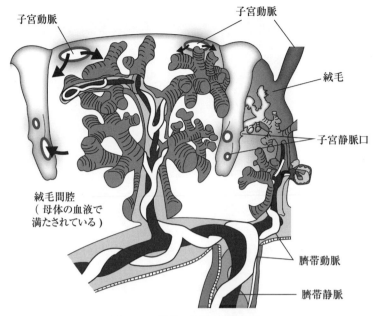

図 3-12　胎盤の構造（模式図）

　胎盤の膜としての性質は他の生体膜と類似点が多く，薬物の透過も基本的には脂溶性薬物の透過が，水溶性薬物の透過よりも高いことが知られている．例えば，ツボクラリンとチオペンタールのヒト母体および胎児の血中濃度を測定すると，脂溶性の高いチオペンタールの胎児への移行が，水溶性薬物であるツボクラリンの移行性よりもきわめて大きいことが認められている（表3-6）．

表 3-6　ツボクラリンとチオペンタールのヒト母体および胎児の血中濃度の比較

静注後の時間(分)	ツボクラリン		チオペンタール	
	母体	胎児	母体	胎児
5	3	0	8.5	5.5
5	2.4	0		
6	3.2	0	8.0	3.5
9	1.1	0.1	4.8	2.5
10			1.9	1.1
11	2.1	0.1	2.0	1.2
12			3.0	2.0

（E. N. Cohen（1962）Anesth. Analg., 41, 122）

3-8 基本事項（キーポイント）特殊臓器への薬物移行

(1) 薬物の脳移行性

薬物の脳移行性は，① 血液-脳関門（blood-brain barrier：BBB）または ② 血液-脳脊髄液関門（blood-cerebrospinal fluid barrier：BCSFB）により制限されている．この中で，後者の表面積は脳全体に対して極めて小さいため，薬物の脳移行性は，主に BBB により制限されている．

この他に，③ 脳脊髄液-脳関門も存在するが，この膜のバリアー能は弱く，薬物の脳移行性に大きな影響を与えない．

(2) 薬物の BBB 透過性に影響する因子

① 脂溶性 ……… 脂溶性の高い薬物は脳に移行しやすい．
　　例）チオペンタール，クロロホルム，アニリン，アンチピリン
　一方，第四級アンモニウム化合物は脳へ移行しない．
　　例）臭化プロパンテリン，塩化スキサメトニウム，ネオスチグミン
② 分子量 ……… 一般に高分子薬物は脳内に移行しない．
　　例）ヘパリン，イヌリンなど
③ タンパク結合…タンパク結合した薬物は BBB を透過しない．

この他に薬物の BBB 透過性機構として特殊輸送機構が存在する．

栄養物質（グルコース，アミノ酸）や L-ドーパは，輸送担体を介して輸送されるため，脂溶性が低いのにもかかわらず BBB を透過しやすい．また，インスリンやトランスフェリンは，受容体介在性エンドサイトーシスにより取り込まれる．

一方，BBB においては，脳から P-糖タンパク質を介して血液側に排泄される薬物（P-糖タンパク質の基質：ビンクリスチン，シクロスポリン A，アドリアマイシンなど）が存在し，これら薬物の脳移行性は脂溶性から予測される脳移行性よりも低い値を示す．

また，脈絡叢には数々の有機カチオン，有機アニオン類を CSF から血液側へ汲み出す能動的輸送機構がある．

(3) 薬物の胎児への移行

薬物の母体から胎児への移行は，胎盤（placenta）を介して行われるが，基本的には脂溶性薬物の胎児への移行性が水溶性薬物よりも高い．
　例）胎児への移行性： チオペンタール（脂溶性薬物）＞ツボクラリン（水溶性薬物）

3-9 第3章 章末問題

問3.1 薬物の分布に関する記述のうち，正しいものの組合せはどれか．

a. 循環血液中に到達した薬物の各組織への移行は，対象臓器における血流に支配されるため，血液循環のきわめて良好な腎臓や肝臓への移行性が高い．
b. 毛細血管の構造は臓器によって異なり，連続内皮，有窓内皮および不連続内皮の3種類に分類される．これらのうち，肝臓は有窓内皮に分類される．
c. 薬物の血漿タンパクとの結合で最も重要なタンパクはアルブミンであるが，α_1-酸性糖タンパク質も塩基性薬物の結合タンパクとして知られている．
d. ワルファリンとオキシフェンブタゾンを併用すると，オキシフェンブタゾンの血漿タンパク結合が阻害され，オキシフェンブタゾンの薬理効果が増強される．
e. パーキンソン病治療薬であるレボドパは，水溶性が高いため脳移行性はほとんど期待できない．

1 （a, b） 2 （a, c） 3 （a, d） 4 （a, e） 5 （b, c） 6 （b, d）
7 （b, e） 8 （c, d） 9 （c, e） 10 （d, e）

問3.2 薬物の分布に関する次の記述のうち，正しいものの組合せはどれか．

a. アンチピリンは血漿タンパク結合率がきわめて高く組織に移行しにくいことから，その見かけの分布容積はほぼ血漿容量に等しい．
b. インスリンやトランスフェリンなどのタンパク性医薬品は高分子であるため，血液-脳関門を透過せず脳への移行性は観察されない．
c. 薬物の薬理効果は，その薬物のタンパクとの結合性により左右され，遊離型薬物濃度に依存する．
d. 薬物の血液から脳への移行に関しては，血液-脳関門は強固なバリアー機能を有するため，本経路の寄与は小さい．
e. プロプラノロールのタンパク結合率は，炎症時に増大する．

1 （a, c） 2 （a, e） 3 （b, c） 4 （b, e） 5 （c, e） 6 （a, b, c）
7 （a, c, d） 8 （a, c, e） 9 （b, c, e） 10 （c, d, e）

問3.3 薬物の生体内移行に関する次の記述の正誤について，正しいものの組合せはどれか．

a. 薬物と血漿タンパク質との結合は可逆的であり，一旦血漿タンパク質と結合した薬物も遊離することがある．

b. チオペンタールの胎児への移行性は，ツボクラリンに比べ低い．
c. 血液-脳関門には β-ラクタム系抗生物質などの薬物を脳脊髄液から血液中へ排出する機構が存在する．
d. 筋肉内及び皮下に注射した場合，分子量約 5,000 より大きい分子はリンパ内に，小さい分子は血管内に移行する傾向が強い．

	a	b	c	d
1	正	正	正	誤
2	正	正	誤	正
3	正	誤	正	正
4	正	誤	誤	正
5	誤	正	正	誤
6	誤	正	誤	正
7	誤	誤	正	誤
8	誤	誤	誤	正

解 答

問 3.1： 2　　問 3.2： 5　　問 3.3： 4

解 説

問 3.1
b. 毛細血管の構造は臓器によって異なり，肝臓は不連続内皮に分類される．
d. ワルファリンとオキシフェンブタゾンを併用すると，ワルファリンの血漿タンパク結合が阻害され，ワルファリンの薬理効果が増強される．
e. パーキンソン病治療薬であるレボドパは，水溶性が高いが，アミノ酸輸送系に認識されるため脳に移行する．

問 3.2　薬物の分布に関する次の記述のうち，正しいものの組合せはどれか．
a. アンチピリンは組織に移行しやすいことから，その見かけの分布容積は血漿容量よりもはるかに大きい値を示す．見かけの分布容積は血漿容量に等しいのはエバンスブルーなどの薬物である．
b. インスリンやトランスフェリンなどのタンパク性医薬品は高分子であるが，血液-脳関門にはこれらのレセプターが存在しているため，一部のタンパク質は脳へ移行する．
d. 薬物の血液から脳への移行に関しては，血液-脳関門は強固なバリアー機能を有するが，表面積が広いため本経路の寄与は大きい．

問 3.3
b. チオペンタールは脂溶性が高い薬物であるため，その胎児への移行性は，ツボクラリンに比べ高い．

c. β-ラクタム系抗生物質などの薬物を脳脊髄液から血液中へ排出する機構が存在するのは,血液-脳脊髄液関門である.

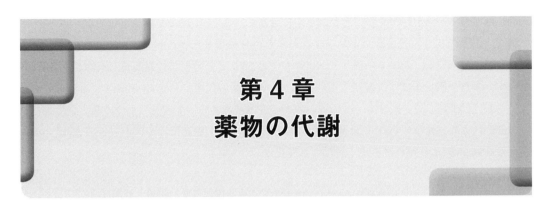

第4章
薬物の代謝

代謝 (metabolism) とは，本来内因性物質の体内での変化に対して使われる表現であるが，広義には**生体に投与された薬物が酵素の触媒する化学反応により構造変化を受ける現象**に対しても用いられる．薬物が代謝されて代謝物に変換した場合，一般的には不活性な代謝物に変換される場合が多いが，薬物によっては代謝物が元の薬物と同様に活性を保持していたり，より強力な活性や毒性を持った代謝物（活性代謝物）に変換される場合もあるので注意を要する．プロドラッグは，ある薬物に適当な化学装飾を施し，それ自体は不活性で親薬物に変換されてから活性を持つように設計されているが，これは代謝反応を活性化および動態制御にうまく利用した例といえる．

薬物の代謝が速やかに進行すると薬物の薬理効果は一般的には速やかに減弱するが，薬物の代謝が遅かったり，活性代謝物に変換する場合には，その薬物の薬理効果が長時間持続することになる．したがって，薬物代謝は薬物の薬効の持続時間とも密接に関連しているため，薬物の薬理効果を左右する重要な過程の1つである．

4-1 薬物代謝臓器と代謝酵素

薬物代謝の行われる主たる臓器は**肝臓**である．肝臓以外の臓器の薬物代謝活性は，一般に肝臓よりも低いが，消化管，肺，腎臓，脾臓，血漿及び胎盤などでは比較的活性が高い．また，薬物代謝反応を細胞内レベルでみると，細胞内オルガネラとして**小胞体** (endoplasmic reticulum) が最も重要であるが，一部，核膜，ゴルジ体，ミトコンドリアなどでも薬物代謝が行われている．小胞体には粗面小胞体と滑面小胞体の2種類があるが，後者の方に薬物代謝活性が高い．小胞体は，細胞内で網目構造をとる筒管状または袋状の膜でそのまま取り出すことができず，細胞分画では粒子状に変形した**ミクロソーム分画**として得られる．

薬物代謝酵素とは薬物が体内で受けるすべての反応，すなわち酸化，還元，加水分解，抱合などに関与する酵素群を指す．しかし，実際には薬物の化学構造の多様性から予想されるほど広範な反応パターンは見られず，酸化反応を基盤とするものが多い．したがって，狭義には薬物代謝酵素という言葉で酸化反応を触媒する酸化酵素を指す場合もある．なかでも**シトクロム P-450 (cytochrome P-450, CYP)** とよばれる酸化酵素に関しては詳細な研究が進められており，本酵素は，基質特異性が低く，種々の化学構造を持った薬物の代謝に関わっていること，また本酵

素群に種々の分子種が存在することが明らかにされている．

　最近，CYPのほとんどがクローニングされ，その核酸塩基配列の相同性からいくつかのタイプに分類されている．表4-1には，ヒトに存在するCYPとその主な代謝基質（薬物），代謝反応を示す．また，図4-1には，臨床で用いられている薬物の代謝に各CYPが関与する割合を示しているが，CYP3A4が一番多く，次に多いのがCYP2D6である．しかし，1つの薬でも代謝を受ける部位により，異なるCYPにより代謝されることもある．例えば，ジアゼパムのN-脱メチル化はCYP2C19により行われるが，3-位の水酸化はCYP3A4により行われる．

表4-1　ヒトに存在するCYPの分類とその主な代謝基質（薬物），代謝反応

CYPの分子種	薬物	代表的代謝反応	CYPの分子種	薬物	代表的代謝反応
CYP1A1	7-エトキシクマリン	O-脱エチル化	CYP2D6	デブリソキン	4-水酸化
	ベンゾ[a]ピレン	水酸化		スパルテイン	Δ^2-, Δ^{-6}-水酸化
CYP1A2	芳香族アミン類	N-水酸化		ブフラロール	1'-水酸化
	フェナセチン	O-脱エチル化		コデイン	O-脱メチル化
	カフェイン	N-脱メチル化		デシプラミン	2-水酸化
	(R)-ワルファリン	6-水酸化		メトプロロール	α-水酸化
	テオフィリン	N-脱メチル化		フェナセチン	O-脱メチル化
CYP2A6	クマリン	7-水酸化		プロパフェノン	5-水酸化
	ニコチン	酸化		プロプラノロール	4-水酸化
	メトキシフルラン	脱ハロゲン化	CYP2E1	エチルアルコール	酸化
CYP2C8	トルブタミド	メチル水酸化		クロルゾキサゾン	6-水酸化
CYP2C9	ヘキソバルビタール	3'-水酸化		イソフルラン	脱ハロゲン化
	フェニトイン	水酸化	CYP3A4	ニフェジピン	環酸化
	ジクロフェナク	P-水酸化		リドカイン	N-脱メチル化
	(S)-ワルファリン	7-水酸化		ジアゼパム	3-水酸化
CYP2C19	(S)-メフェニトイン	4'-水酸化		テストステロン	6β-水酸化
	オメプラゾール	メチル水酸化		シクロスポリン	酸化
	ジアゼパム	N-脱メチル化		テルフェナジン	メチル酸化
	メホバルビタール	N-脱メチル化		クラリスロマイシン	酸化
	プロプラノロール	側鎖酸化		ジソピラミド	脱アルキル化
	ヘキソバルビタール	3'-水酸化		(R)-ワルファリン	10-水酸化

（加藤隆一（2009）臨床薬物動態学　改訂第4版，74，南江堂より許諾を得て改変し転載）

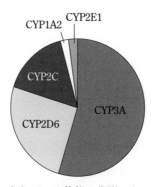

図4-1　臨床で用いられている薬物の代謝に各CYPが関与する割合

4-2 薬物代謝の様式

　薬物代謝は，大別すると第Ⅰ相反応，第Ⅱ相反応に分けられる．第Ⅰ相反応は酸化（oxidation），還元（reduction），加水分解（hydrolysis）などの反応で，薬物の構造中に極性の高い官能基が導入される．一方，第Ⅱ相反応は抱合（conjugation）反応であり，もとの薬物が有している極性基あるいは第Ⅰ相反応により生じた極性官能基にグルクロン酸，硫酸，アミノ酸などの生体成分が結合する．

　薬物代謝反応では，第Ⅰ相反応により生成された代謝物がそのまま排泄されることもあるが，第Ⅰ相反応の後，第Ⅱ相反応である抱合反応が引き続き起こり，さらに排泄されやすい形に代謝される場合も多い（図4-2）．

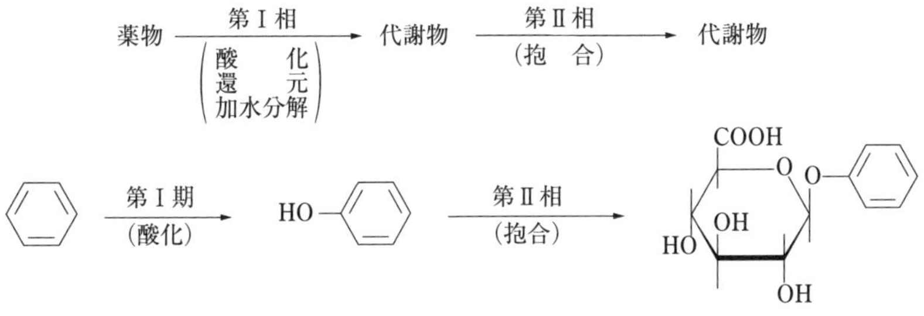

図4-2　薬物代謝反応の様式（第Ⅰ相反応及び第Ⅱ相反応）

(1)　薬物代謝反応の具体例

1）酸化反応（図4-3）

アルコールの酸化

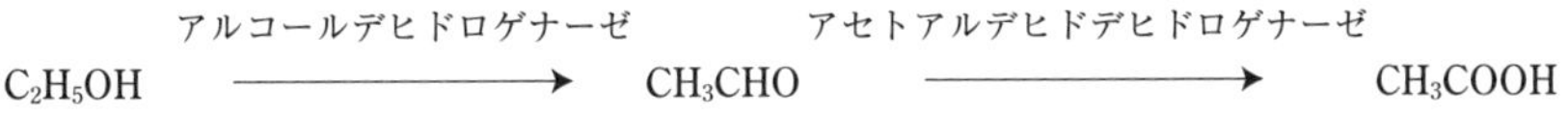

$$C_2H_5OH \xrightarrow{\text{アルコールデヒドロゲナーゼ}} CH_3CHO \xrightarrow{\text{アセトアルデヒドデヒドロゲナーゼ}} CH_3COOH$$

芳香環の水酸化

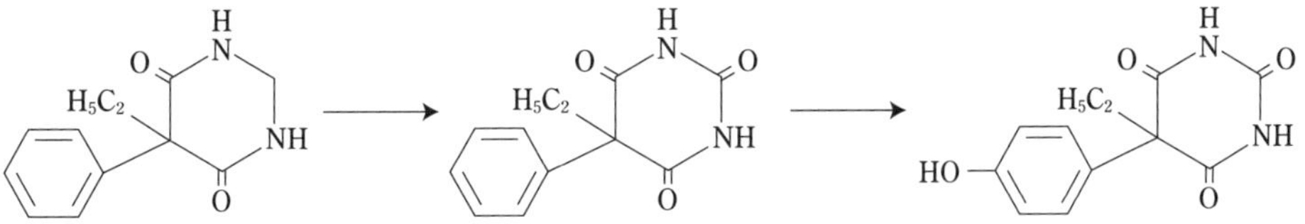

プリミドン → フェノバルビタール → 4'-ヒドロキシフェノバルビタール

　　　　　　　生物学的半減期2日．
　　　　　　　薬物代謝酵素を誘導．

図4-3　薬物代謝反応（酸化反応）の例

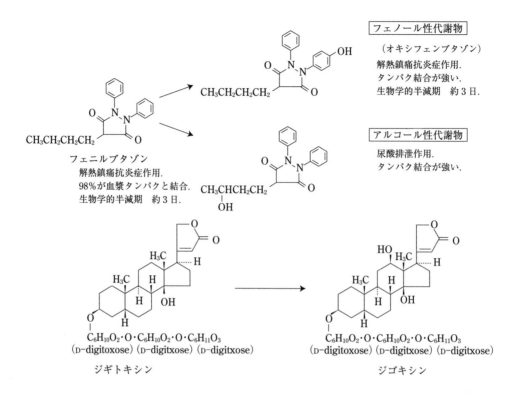

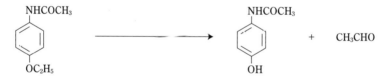

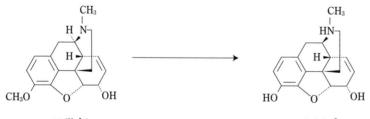

図 4-3　薬物代謝反応（酸化反応）の例（つづき）

2）還元反応（図 4-4）

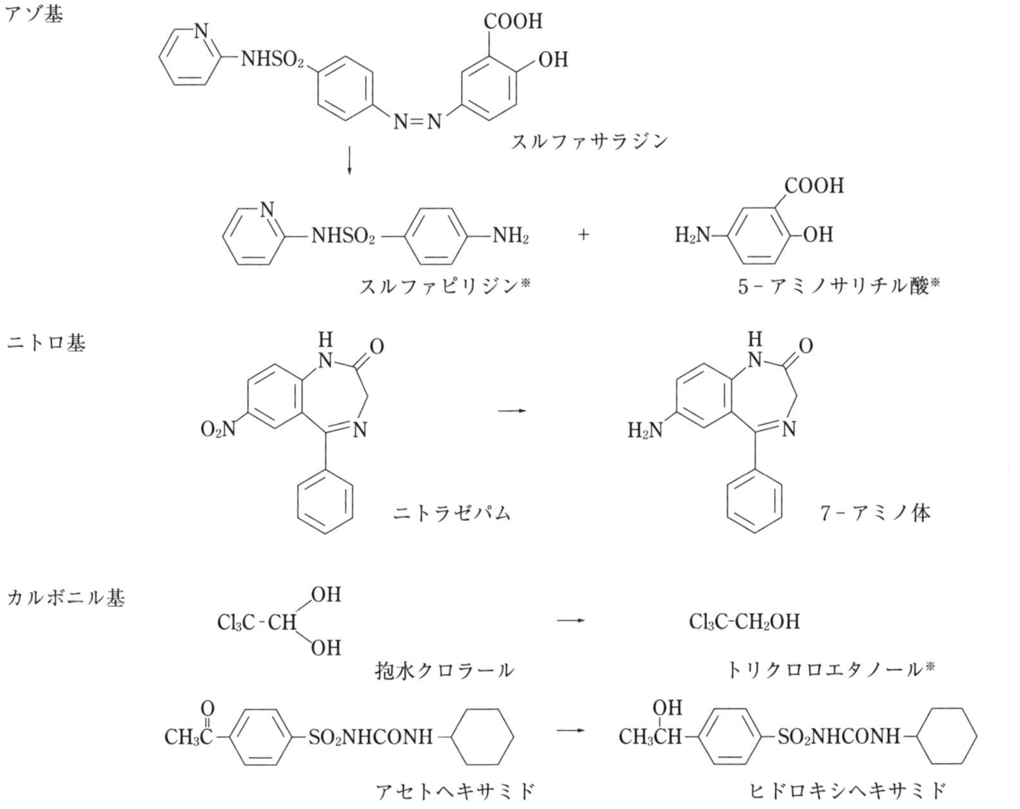

アゾ基

スルファサラジン

↓

スルファピリジン※ ＋ 5-アミノサリチル酸※

ニトロ基

ニトラゼパム → 7-アミノ体

カルボニル基

抱水クロラール → トリクロロエタノール※

アセトヘキサミド → ヒドロキシヘキサミド

※活性代謝物

図 4-4　薬物代謝反応（還元反応）の例
（森本雍憲ら（2012）みてわかる薬学 図解薬剤学 改訂 5 版，389，表 4-15，南山堂）

3）加水分解（図 4-5）

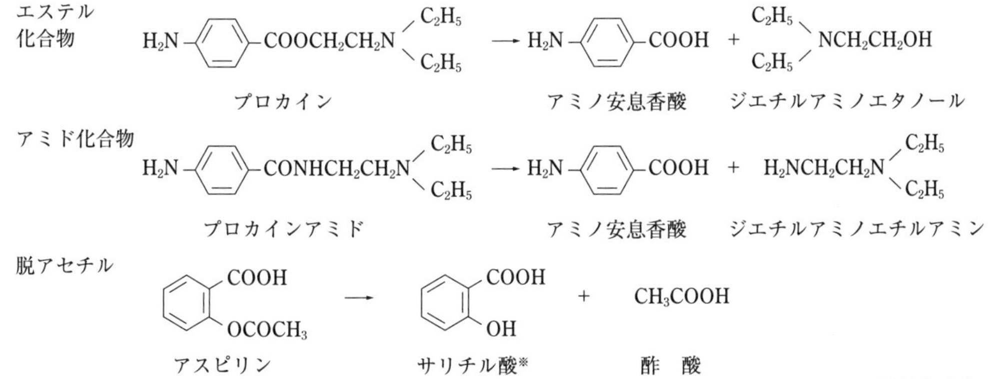

エステル化合物

プロカイン → アミノ安息香酸 ＋ ジエチルアミノエタノール

アミド化合物

プロカインアミド → アミノ安息香酸 ＋ ジエチルアミノエチルアミン

脱アセチル

アスピリン → サリチル酸※ ＋ 酢酸

※活性代謝物

図 4-5　薬物代謝反応（加水分解反応）の例
（森本雍憲ら（2012）みてわかる薬学 図解薬剤学 改訂 5 版，389，表 4-16，南山堂）

エポキシドの水和

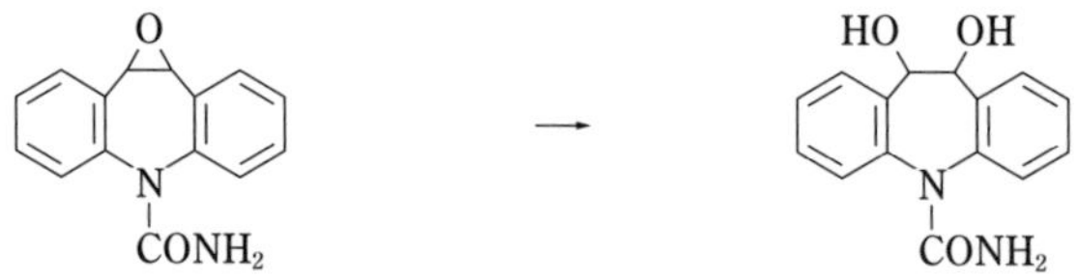

カルバマゼピン，10, 11-エポキシド　→　ジヒドロジオール体

図 4-5　薬物代謝反応（加水分解反応）の例（つづき）

4）抱合反応（図 4-6）

グルクロン酸抱合　クロラムフェニコール　→　グルクロン酸抱合体

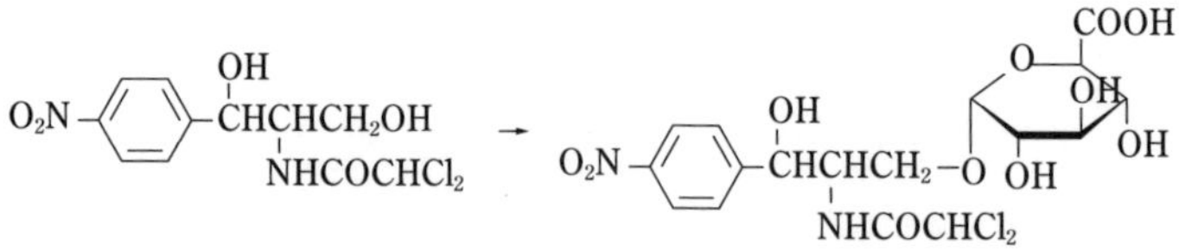

硫酸抱合　スルフイソキサゾール　→　硫酸抱合体

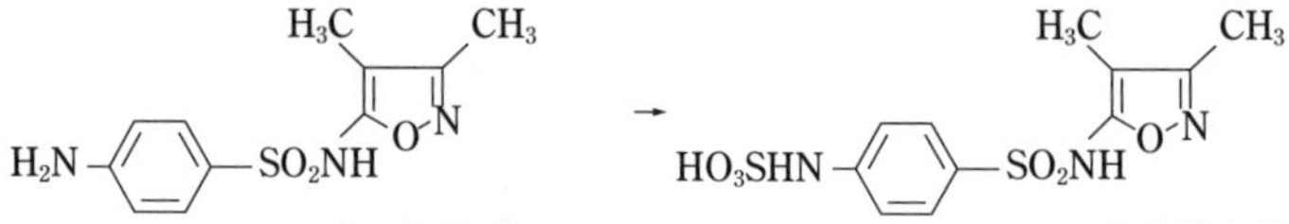

メチル抱合　エピネフリン　→　メタネフリン

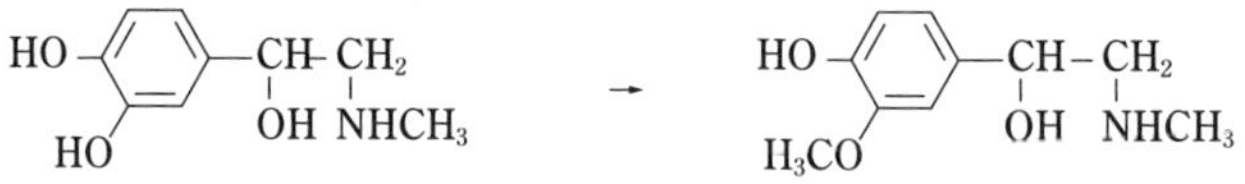

アセチル抱合　スルファニルアミド　→　アセチル抱合体

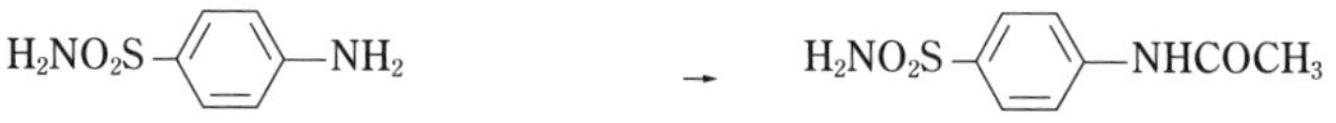

アミノ酸抱合　安息香酸　→　馬尿酸

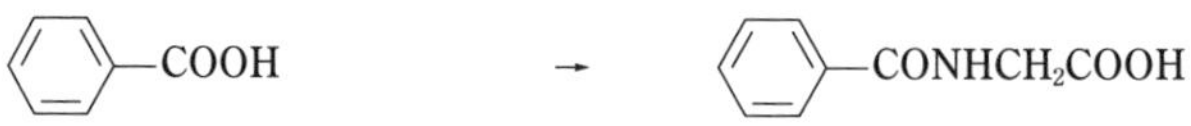

グルタチオン抱合　ベンゾ［a］アントラセン　→　メルカプツール酸抱合体

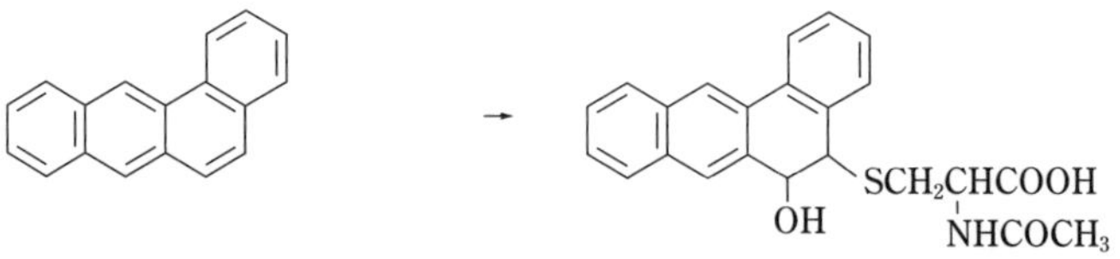

図 4-6　薬物代謝反応（抱合反応）の例
（森本雍憲ら（2012）みてわかる薬学　図解薬剤学　改訂 5 版，391，表 4-18，南山堂）

4-3 薬物代謝に影響を及ぼす要因

　薬物代謝は，種々の要因により変動を受ける．これらの要因を大別すると，内的要因と外的要因に分類できる．内的要因には，① 新生児，乳児，小児，② 年齢差，③ 性差，④ 人種差，⑤ 肝臓疾患，⑥ 妊娠，甲状腺機能低下症などが挙げられる．一方，外的要因には ① 食事摂取，② 喫煙，③ アルコール摂取，④ 併用薬，⑤ 環境物質などが挙げられる．

　これらのうち，内的要因では，新生児における酵素活性は成人に比べ極めて低く，薬物の投与量に注意する必要があるが，逆に乳児や小児では薬物代謝能力が高い場合もある．また，加齢に伴って一般に薬物代謝反応は低下する傾向がある．さらに，薬物代謝には人種差が認められているため，欧米人の投与量をそのまま日本人に適用すると薬理効果が強すぎたり，逆に低下する場合もある．

　一方，外的要因では，グレープフルーツジュース中の成分にCYP3A4を阻害する物質が含まれているため，グレープフルーツジュースを摂取すると小腸におけるCYP3A4が阻害され，CYP3A4の基質となる薬物の血漿中濃度が上昇することがある．逆に，西洋オトギリ草 St. John's wort のようなハーブ由来の製剤を摂取すると，CYP3A4の誘導が起こり，CYP3A4で代謝される薬物の作用が減弱されることが知られている．また，喫煙は，CYP1A2を誘導する作用があり，喫煙者にCYP1A2で代謝されるテオフィリンなどを投与すると，非喫煙者よりも血漿中濃度が低下し，薬理効果が減弱する．さらに，長期にわたる大量の飲酒は，多くの薬物代謝酵素を誘導することも認められている．

4-4 薬物代謝の変化

(1) 代謝阻害

　薬物代謝は酵素反応であるから，投与量が増すと飽和現象が認められ，また同様に代謝を受ける薬物の併用によっても代謝が阻害されることがある．この場合，薬物の血中濃度は単独で投与された場合に比べて高くなり，時には副作用（毒性）を生じることがある．代謝阻害剤にはこのような拮抗的な阻害剤のみならず，酵素活性を非特異的に，すなわち非拮抗的に阻害するものもある．

　代表的な代謝阻害剤として，実験にしか使用しない薬物ではあるが，SKF-525Aがある．正常なラットにヘキソバルビタール100 mg/kgを腹腔内投与したときの睡眠時間は26分であるが，SKF-525A 15 mg/kgで処理したラットでは同量のヘキソバルビタールの投与により睡眠時間は80分まで延長する．このとき，SKF-525Aを投与しても睡眠作用は認められないことなどから，睡眠作用はSKF-525A自体の薬理作用ではなく，SKF-525Aがヘキソバルビタールの代謝を遅らせたことが原因であることが認められた．実際に治療に用いられている薬物の中にも代謝阻害を起こすものがある（表4-2）．

表 4-2 代謝阻害剤の例と代謝阻害剤を併用したときに代謝抑制される薬物

代謝阻害剤	代謝が抑制される薬物
ジクマロール	フェニトイン，トルブタミド
スルファフェナゾール	トルブタミド
トルブタミド	ワルファリン
オキシフェンブタゾン	ビスヒドロキシクマリン
アロプリノール	6-メルカプトプリン
パラアミノサリチル酸	イソニアジド
ジスルフィラム	アルコール，アンチピリン

これら併用薬による薬物の代謝阻害により重大な副作用を発現し，社会問題になった例もある．その一例はソリブジン事件とよばれている医療事故であり，1993年，抗ウイルス薬ソリブジンと抗がん薬である 5-フルオロウラシル（5-FU）を併用すると 5-FU の副作用により 15 名の死亡事故が起きた．すなわち，この事故では免疫力の落ちたがん患者の皮膚に帯状疱疹ができ，その治療薬として抗ウイルス薬のソリブジンを抗がん薬 5-FU と併用投与した．ソリブジンを患者に投与すると，その代謝物 5-ブロモビニルウラシルにより 5-FU を還元するジヒドロピリミジンデヒドロゲナーゼ（DPD）が不可逆的に阻害され（図 4-7），血漿中の 5-FU 濃度が著しく増加した．その結果，抗がん薬である 5-FU を患者に一度に大量投与したような状態になり，白血球減少，血小板減少や重篤な消化管障害などの 5-FU の副作用によりがん患者が亡くなられるという痛ましい事故が起こった．

これは，併用薬による薬物代謝阻害の典型的な例であり，思わぬ副作用や毒性が発現する可能性が高いため，臨床上も注意を要する．

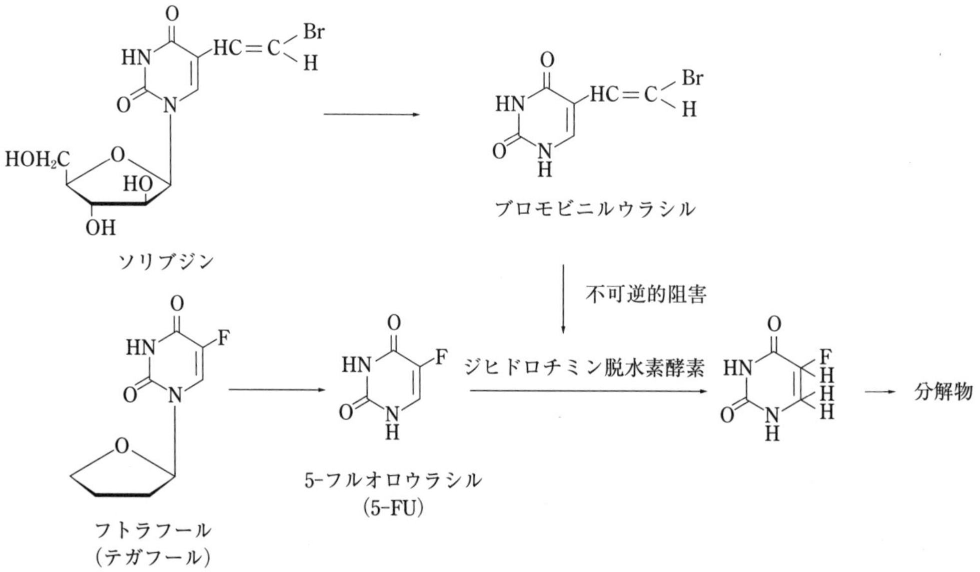

図 4-7 抗ウイルス薬ソリブジンと抗がん薬 5-フルオロウラシル（5-FU）を併用した際の相互作用の機序

(2) 代謝促進

ある薬物を連続投与すると他の薬物の薬理活性が減少することがある．これは肝臓中の薬物代謝酵素活性が増強されたためであり，酵素誘導（enzyme induction）と称する．バルビツール酸系の催眠剤を連用するとその効果が減少することはよく知られており，この現象を耐性（tolerance）というが，酸素誘導による代謝促進が原因とされている．

酵素誘導を起こす物質とそれによって代謝促進される薬物の例も数多く報告されており，表 4-3 にまとめて示しているが，このうち，フェノバルビタールは，酸素誘導を起こす薬物の代表例である．一例として，抗凝固剤ビスヒドロキシクマリンにより治療を受けている患者がフェノバルビタールを併用するとビスヒドロキシクマリンの血漿中濃度が減少し，プロトロンビン時間が短縮することが知られているが，これはフェノバルビタールによる酵素誘導が原因である（図 4-8）．

表 4-3 ヒトでミクロソーム酵素を誘導する薬物とそれにより代謝が影響される薬物

代謝促進（酵素誘導）剤（前処理）	代謝促進される薬物
フェノバルビタール	フェノバルビタール
	ビスヒドロキシクマリン
	ワルファリン
	ジフェニルヒダントイン
	グリセオフルビン
	ジギトキシン
	ビリルビン
	コルチゾール
	テストステロン
フェニルブタゾン	フェニルブタゾン
	アミノピリン
	コルチゾール
テトラクロロジフェニルエタン	コルチゾール
メプロバメート	メプロバメート
グルテチミド	グルテチミド
	ワルファリン
ジフェニルヒダントイン	コルチゾール
グリセオフルビン	ワルファリン
喫煙	3,4-ベンズピレン
	ニコチン

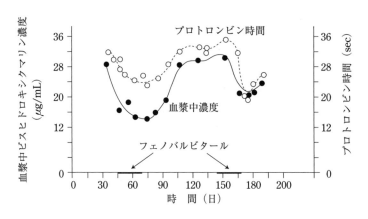

図 4-8 ビスヒドロキシクマリンの血漿中濃度及び薬理効果に及ぼす代謝促進剤フェノバルビタールの影響

投与量：ビスヒドロキシクマリン 75 mg/day, フェノバルビタール 60 mg/day

(S. A. Cucinell *et al.* (1965) *Clin. Pharmacol. Ther.*, 6, 42)

4-5　薬物の投与経路と代謝

　同一の薬物であっても薬物の投与経路によって代謝物の種類や量が異なることがある．以下にプロプラノロールとイソプロテレノールの例を挙げる．

　狭心症および不整脈の治療に用いられるプロプラノロールは経口投与後，速やかに吸収されるが，肝臓における初回通過効果が大きいため，体循環血中のプロプラノロール濃度は極めて低く，4-ヒドロキシプロプラノロールとナフトキシ乳酸が代謝物として検出されている．一方，プロプラノロールを静注した際には血中に 4-ヒドロキシプロプラノロールは検出されていない．この場合，ナフトキシ乳酸には薬理作用は認められないが，4-ヒドロキシプロプラノロールにはプロプラノロールと同様の作用があるため，プロプラノロールの等しい血中濃度で比較すれば，静脈内投与に比べて経口投与後の方が 2〜5 倍薬理作用が強いことになる．

　イソプロテレノールの尿中に回収された代謝物も投与経路によって大きく異なることが知られている（図 4-9, 表 4-4）．イソプロテレノール静注後は未変化体が最も多く，約 1/3 が *O*-メチル体あるいはその硫酸抱合体であるのに対して，イソプロテレノール経口投与後は大部分，硫酸抱合体として回収されている．一方，イソプロテレノールを吸入させても尿中には経口投与時と同様の代謝物のパターンであったが，強制的にイソプロテレノールを肺に注入すると 3-*O*-メチルイソプロテレノールの硫酸抱合体が最も多く，パターンの変化が認められた（表 4-4）．このことから，腸粘膜においてエーテル硫酸抱合が，肝臓において *O*-メチル化が，また肺では *O*-メチル体の硫酸抱合が起こっており，吸入させた場合は大部分気管を逆流して食道に入り飲み込んだ結果，経口投与とほぼ同様のパターンとなったと考えられる．

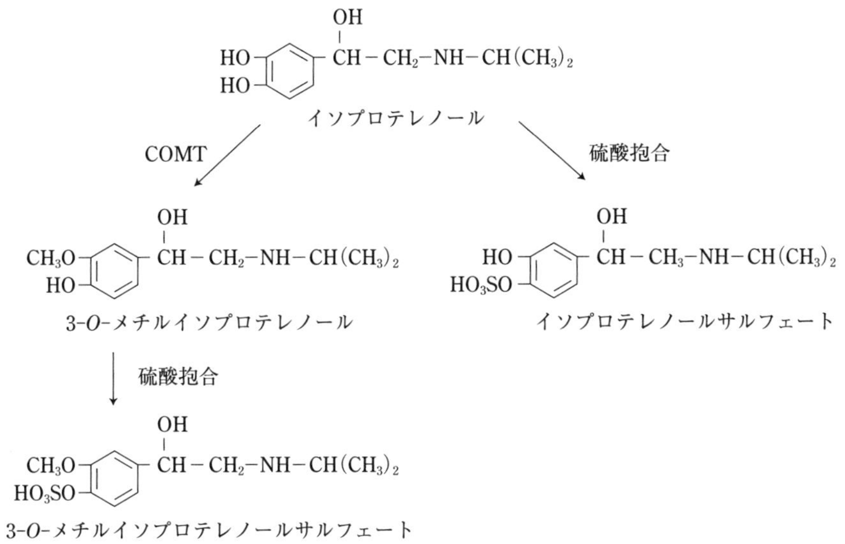

図 4-9 イソプロテレノールの代謝経路

表 4-4 イソプロテレノールの投与経路による尿中代謝物の変化

投与経路	投与量 (μg/kg)	時間 (h)	尿中代謝物組成（%）			
			未変化体	硫酸抱合体	3-O-メチル体	硫酸抱合 3-O-メチル体
静注	0.06	15	65.2	0	(総 31.4)	
経口	44	48	9.2	84.2	1.0	3.0
吸入	5.7	48	3.5	89.6	1.2	7.2
気管支内	0.03	50	8.8	6.3	6.2	59.7

4-6 基本事項（キーポイント）

(1) 薬物の代謝

薬物代謝の行われる主たる臓器は肝臓である．また薬物代謝反応では，細胞内オルガネラとして小胞体が最も重要である．

薬物代謝酵素…シトクロム P-450（CYP）が多くの薬物の代謝に関与している．現在では多くの分子種が存在することが知られている（例：CYP3A4, CYP2D6）

(2) 薬物代謝の様式

第Ⅰ相反応（酸化，還元，加水分解）
第Ⅱ相反応（抱合反応）

表 4-5　CYP の各分子種で代謝される薬物

CYP1A2	テオフィリン，カフェイン，フェナセチン，プロプラノロール，R-ワルファリン
CYP2C9	ヘキソバルビタール，フェニトイン，トルブタミド，S-ワルファリン，ピロキシカム，ナプロキセン，ジクロフェナク
CYP219C	オメプラゾール，ジアゼパム，イミプラミン，プロプラノール，S-メフェニトイン，ヘキソバルビタール
CYP2D6	デブリソキン，コデイン，デジプラミン，ノルトリプチリン，スパルティン，メトプロロール，フェナセチン，プロパフェノン，プロプラノロール，ブフラロール
CYP3A4	ニフェジピン，コルチゾール，シクロスポリン，リドカイン，エリスロマイシン，クラリスロマイシン，キニジン，ベラパミル，エトポシド，テストステロン，ジソピラミド，ジアゼパム，テルフェナジン，トリアゾラム，R-ワルファリン

表 4-6　各代謝様式で代謝される主な薬物とその代謝物

1. 酸化（oxidation）
    - アルコール　　　　　　　→　アセトアルデヒド　　　→　酢酸
    - プリミドン　　　　　　　→　フェノバルビタール
    - フェニルブタゾン　　　　→　フェノール性代謝物（オキシフェンブタゾン）
    - 　　　　　　　　　　　　→　アルコール性代謝物
    - ジギトキシン　　　　　　→　ジゴキシン
    - フェナセチン　　　　　　→　アセトアミノフェン
    - コデイン　　　　　　　　→　モルヒネ

2. 還元（reduction）
    - スルファサラジン　　　　→　スルファピリジン ＋ 5-アミノサリチル酸
    - ニトラゼパム　　　　　　→　7-アミノ体
    - 抱水クロラール　　　　　→　トリクロロエタノール
    - アセトヘキサミド　　　　→　ヒドロキシヘキサミド

3. 加水分解（hydrolysis）
    - プロカイン　　　　　　　→　パラアミノ安息香酸
    - アスピリン　　　　　　　→　サリチル酸

4. 抱合反応（conjugation）
    - クロラムフェニコール　　→　グルクロン酸抱合体
    - スルフィソキサゾール　　→　硫酸抱合体
    - エピネフリン　　　　　　→　メタネフリン
    - スルファニルアミド　　　→　アセチルスルファニルアミド
    - 安息香酸　　　　　　　　→　馬尿酸
    - ベンゾアントラセン　　　→　メルカプツール酸抱合体

(3) 薬物代謝に影響を及ぼす要因

　薬物代謝は，種々の内的要因や外的要因により変動を受ける．これらの要因を大別すると，内的要因には，①新生児，乳児，小児，②年齢差，③性差，④人種差，⑤肝臓疾患，⑥妊娠，甲状腺機能低下症などが挙げられる．一方，外的要因には，①食事摂取，②喫煙，③アルコール摂取，④併用薬，⑤環境物質などが挙げられる．

(4) 薬物代謝の変化

薬物代謝を誘導する代謝促進剤（酵素誘導剤）や薬物代謝を阻害する代謝阻害剤（酵素阻害剤）が存在する.

表 4-7 代表的な代謝促進剤, 代謝阻害剤

代謝促進剤：	フェノバルビタール，フェニルブタゾン，フェニトイン，テトラクロロジフェニルエタン，メプロバメート，グルテチミド，ジフェンヒダントイン，グリセオフルビン，クロロプロマジン，リファンピシン
代謝阻害剤：	SKF-525A，ジクマロール，スルファフェナゾール，オキシフェンブタゾン，アロプリロール，パラアミノサリチル酸，ジスルフィラム，バルプロ酸，シクロスポリン，シメチジン

(5) 投与方法と代謝

同一の薬物であってもプロプラノロールとイソプロテレノールのように投与経路によって代謝物の種類や割合が異なることがある．その際には，薬理効果や副作用の変化にも注意する必要がある．

(6) その他（追加事項）

初回通過効果（first pass effect）：薬物の一部が，吸収の過程や吸収された後，全身循環血中に到達する前に代謝されること．

表 4-8 初回通過効果を受けやすい薬物

主に肝臓で受ける薬物
アセチルサリチル酸，α-メチルドパ，アルプレノール，ペンタゾシン，イミプラミン，リドカイン，プロプラノロール，テストステロン，ニトログリセリン，エストラジオール，
主に消化管で受ける薬物
レボドパ，サリチルアミド，イソプロテレノール

4-7　第4章　章末問題

問 4.1　薬物代謝に関する記述のうち，正しいものの組合せはどれか．

a. 薬物代謝の様式を分類すると，第Ⅰ相反応には，酸化，還元反応が，第Ⅱ相反応には，加水分解，抱合反応が含まれる．
b. 薬物は代謝されるとすべて不活性な代謝物に変換される．
c. 代表的な酵素誘導剤であるフェノバルビタールは，ビスヒドロキシクマリンと併用するとビスヒドロキシクマリンの血漿中濃度を増大させ，プロトロンビン時間を延長させる．
d. 薬物代謝反応では，種差，人種差，個体差および年齢差などがみられる．
e. 代表的な薬物代謝酵素であるシトクロム P-450（CYP）のうち，薬物代謝に最も寄与し

ている分子群は，CYP3A4 である．

1 (a, b)　　2 (a, c)　　3 (b, d)　　4 (c, d)　　5 (d, e)　　6 (a, c, d)
7 (a, c, e)　　8 (a, d, e)　　9 (b, c, d)　　10 (c, d, e)

問 4.2　薬物代謝に関する次の記述のうち，正しいものの組合せはどれか．

a. 薬物代謝が行われる主たる臓器は肝臓であり，細胞レベルで見ると小胞体が重要な役割を果たしている．
b. 薬物代謝反応は，第Ⅰ相反応の後，引き続いて第Ⅱ相反応が起こる場合もある．
c. 代表的な薬物代謝酵素であるシトクロム P-450（CYP）は，主に抱合反応に関与する．
d. フェニルブタゾンが代謝されてオキシフェンブタゾンが生成されるが，オキシフェンブタゾンには活性がない．
e. ソリブジンは 5-フルオロウラシルの代謝を亢進させて血漿中濃度を低下させることから，5-フルオロウラシルの薬理効果を減弱させる作用がある．

1 (a, b)　　2 (b, c)　　3 (b, d)　　4 (b, e)　　5 (d, e)　　6 (a, b, c)
7 (a, b, d)　　8 (b, c, d)　　9 (b, d, e)　　10 (c, d, e)

解　答

問 4.1：　5　　問 4.2：　1

解　説

問 4.1
a. 薬物代謝の様式を分類すると，第Ⅰ相反応には，酸化，還元，加水分解反応が，第Ⅱ相反応には抱合反応が含まれる．
b. 薬物は代謝されても，活性を保持したり，さらに強い薬理効果を有する代謝物に変換する場合がある．
c. 代表的な酵素誘導剤であるフェノバルビタールは，ビスヒドロキシクマリンと併用するとビスヒドロキシクマリンの血漿中濃度を低下させ，プロトロンビン時間を短縮させる．

問 4.2
c. 代表的な薬物代謝酵素であるシトクロム P-450（CYP）は，主に酸化反応に関与する．
d. フェニルブタゾンが代謝されてオキシフェンブタゾンが生成されるが，オキシフェンブタゾンにも活性がある．
e. ソリブジンは 5-フルオロウラシルの代謝を抑制させて，血漿中濃度を増大させ薬理効果を増大させる作用がある．したがって，以前に臨床現場において両者の併用による死亡事故が起きた（ソリブジン事件）．

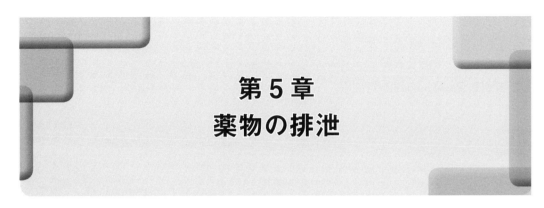

第5章
薬物の排泄

　排泄は，**生体内に投与された薬物が，未変化体のままあるいは肝臓などで代謝を受けた後，腎臓や胆汁から体外に移行する現象**であり，薬物の生体内動態のなかでは最後の過程になる．薬物の排泄も薬物の薬理効果の持続性や副作用の発現と密接に関連しており重要な過程であるが，薬物の主な排泄経路としては**腎排泄**と**胆汁排泄**がある．

　腎排泄は薬物の体外への排泄経路として最も重要であり，多くの薬物が腎臓から排泄されることが知られている．薬物の腎臓での排泄過程は，糸球体ろ過と尿細管での再吸収および分泌の3つの機構からなるが，いくつかの薬物が腎臓から能動的に排泄されることも知られている．一方，薬物の**胆汁排泄**は，腎排泄に次いで重要な排泄経路である．特に肝臓での代謝物の排泄経路として重要な役割を果たすほか，未変化体として排泄される薬物もある．薬物の胆汁排泄過程においても，いくつかの薬物が能動的に胆汁から排泄されることが報告されている．

　この他に**唾液中**，**乳汁中**，**呼気中**，**腸管管腔中**などへの排泄もみられるが，排泄経路としての寄与は小さい．なお，唾液中排泄は，唾液中薬物濃度が血漿中濃度とよく相関することから，薬物血中濃度モニタリング（therapeutic drug monitoring, TDM）における血漿中濃度の代用として利用できる可能性があり注目されている．

5-1　薬物の腎排泄（renal excretion）

　腎臓は，**電解質ならびに水の排泄を調節して体液の量や組成を一定に保つと同時に，代謝により生じた老廃物を除去し，必須物質を選択的に保持する**役割を果たしており，生体の恒常性を維持するための重要な臓器である．投与された薬物の多くは主として最終的には腎臓を介して尿中に排泄されるので，腎臓は薬物の排泄経路の中で最も重要な経路であると考えられる．

5-1-1　腎臓の構造と生理機能

(1) 腎臓の構造

　腎臓は後腹腔にあり，左右1対をなすそら豆状の臓器である．ヒトの場合1個約150g程度の比較的小さな臓器であり，両腎を合わせても重量は体重の1%にも満たないが，腎血流量は心排出量の20～25%と非常に血流に富む臓器である．腎臓の断面図をみると，中央部の腎門から腎

動脈，腎静脈，尿管，神経，リンパ管などが出入りする．また皮膜表面から内側には血管に富み，腎小体を含むため赤褐色顆粒状を呈している部分があり，これを**腎皮質（renal cortex）**という（図5-1）．一方，皮質より内側には血管に乏しく淡紅色の放射状の構造を有する部分があり，これを**腎髄質（renal medulla）**とよび，ヘンレの係蹄，集合管などが含まれる（図5-1）．

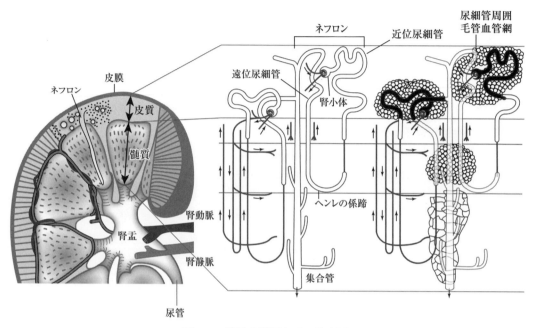

図5-1　腎臓の断面とその拡大図

(2) ネフロンの構造と機能

腎臓の最小機能単位は**ネフロン（nephron）**で，ヒトの両側の腎臓を合わせると約200万個存在する．腎臓では，このネフロン系と血管系が密接に関係してその機能が巧妙に営まれている．ネフロンは，腎小体（糸球体とボーマン嚢からなる）とそれに続く尿細管からなる1本の細い管腔を形成しており，最終的には数本の尿細管が合流して集合管へ至る（図5-2）．

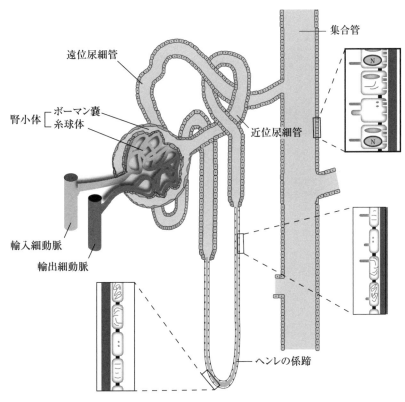

図 5-2　ネフロンの構造

5-1-2　薬物の腎排泄機構

　薬物の腎臓での排泄過程は，上述のように，糸球体ろ過，尿細管での再吸収および分泌の3つの機構からなる．

(1)　薬物の糸球体ろ過

　糸球体では，輸入細動脈から流入した血漿の18〜20％が毛細血管壁を通してろ過され，ろ液がボーマン嚢内に入る．この糸球体ろ過は加圧ろ過であり，有効ろ過圧は（毛細血管内圧）−（膠質浸透圧＋ボーマン嚢内圧）として表される（図5-3）．

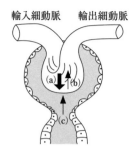
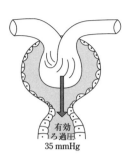

(a) 毛細血管内圧（75 mmHg）　　　有効ろ過圧 = a − (b + c)
(b) 膠質浸透圧（30 mmHg）　　　　　　　　 = 75 − (30 + 10)
(c) ボーマン嚢内圧（10 mmHg）　　　　　　 = 35 mmHg

図 5-3　糸球体ろ過の模式図

　薬物の糸球体ろ過は，薬物の**分子量**と**電荷**により左右されることが知られている．薬物の糸球体ろ過と分子量との関係については，糸球体の毛細血管壁は比較的透過性の高い有窓内皮であり，基本的にはサイズ依存的な限外ろ過膜として機能し，一般の低分子薬物はもちろんのこと，高分子でも分子量3万程度であれば容易にろ過を受ける．分子量約5,000のイヌリンは，ほぼ抵抗を受けることなくろ過されるので，糸球体ろ過速度（glomerular filtration rate, GFR）のマーカー物質として用いられる．また，薬物の糸球体ろ過と電荷との関係については，糸球体の血管壁はそれ自体が負に帯電しているため，薬物の電荷により透過性が異なることが知られている．

　デキストランの糸球体ろ過に及ぼす分子サイズと電荷の影響を検討した場合，電気的に中性なものについては，20 Å以下のものはイヌリンと同様にろ過されるが，42 Å以上のものはほとんど透過しないことが認められている（図5-4）．また，負に帯電したデキストランは，糸球体の血管壁の負電荷との電気的な反発のため中性のものより低い透過性を示し，逆に正に帯電したものは糸球体血管壁の負電荷と引き合うことから高い透過性を持つ（図5-4）．代表的な血漿タンパク質であるアルブミン（35.5 Å）はほとんど糸球体ろ過を受けないが，これには分子量が6万以上あることに加えて生理的pHにおいては分子全体として負に帯電していることが重要であることが知られている．したがって，本来遊離の形では速やかに糸球体でろ過を受ける低分子薬物でも，アルブミンに結合すると糸球体ろ過を受けず，長時間血液中に留まることになる．すなわち，一般的には，タンパク結合した薬物は，糸球体ろ過を受けないことが認められている．

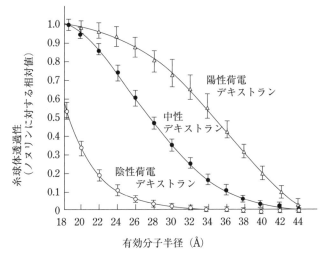

図 5-4　デキストランの糸球体透過性に及ぼす分子量及び電荷の影響
(M. P. Bohrer *et al.* (1978) *J. Clin. Invest.*, 61, 78)

(2) 尿細管での再吸収

1) 尿細管の構造, 生理的な特徴

尿細管は, 形態学的にも機能的にも異なったいくつかの部分からなり, 一般に, 近位尿細管, ヘンレの係蹄, 遠位尿細管に分類され, それぞれの部分を構成する上皮細胞の形態にも大きな違いが認められる. 近位尿細管の上皮細胞の管腔側（尿側）には小腸に類似した**微絨毛**が発達しており, 刷子縁（brush border）が存在する. 近位尿細管は一度糸球体でろ過された物質が再吸収を受ける際の中心的な部位であり, こうした構造は合目的であるといえる. ヘンレの係蹄の部位は扁平な上皮細胞からできており, 外形を狭くしている. また, 遠位尿細管になると上皮細胞には微絨毛はほとんど認められない.

ヒトの腎臓には1日約1,700〜1,800 ℓもの血液が供給されるが, そのうち糸球体でろ過される血漿は約170〜180 ℓにも及ぶ. ヒトの血液のうち血漿は約3 ℓ程度であることから, いかに大量のろ過が行われているかがわかる. このような大量ろ過は老廃物の排泄という目的によく合致したものであるが, 同時に水や生体必須物質も大量にろ過されることになる. 尿細管ではこれらの物質を選択的に吸収し循環血液中に戻すことにより, これらの体外への排出を防いでいる. 例えば, ろ過された水分の99％以上は再び吸収され, 体外へ尿として出される量は1日1.5 ℓ程度である.

2) 薬物の尿細管再吸収の機構

低分子薬物の場合, **尿細管での再吸収は, 一般に単純拡散の機構により起こる**. この場合には, 小腸での吸収と同様にpH分配仮説に従うので, 薬物の脂溶性や尿のpHなどにより, 薬物の再吸収は変動する. すなわち, サリチル酸のような弱酸性薬物は, 尿のpHが上昇すると分子型分率が減少し, 再吸収量が減少し, 尿中排泄量が増加する（表5-1）. これに対し, アミノピリンのような弱塩基性薬物は, 尿のpHが上昇すると, 分子型分率が増大するため, 再吸収量が増加し, 尿中排泄量が低下する（表5-1）.

表 5-1　酸性薬物及び塩基性薬物の尿細管再吸収ならびに尿中排泄に及ぼす pH の影響

	弱酸性薬物	弱塩基性薬物
分子型分率	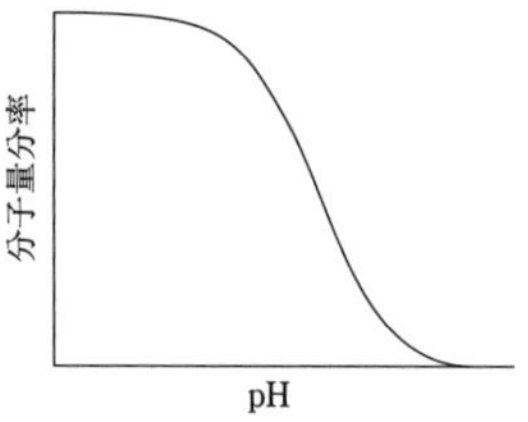	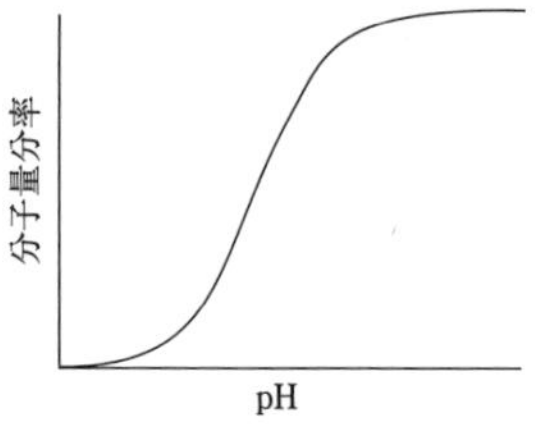
酸性尿	分子型増加 → 再吸収増加 → 排泄減少	分子型減少 → 再吸収減少 → 排泄増加
アルカリ尿	分子型減少 → 再吸収減少 → 排泄増加	分子型増加 → 再吸収増加 → 排泄減少

一方，栄養物質やいくつかの薬物においては，尿細管において能動輸送で輸送されるものも知られている．すなわち，近位尿細管を構成する上皮細胞は，管腔側に小腸と同様にエネルギーに依存した特殊輸送系により生体に必要な様々な物質の再吸収を行っていることが明らかにされている．例えば，尿細管にはグルコースの輸送担体が存在するため，グルコースは 1 日約 250 g がろ過されるが，この輸送担体を介してほぼ 100% 再吸収される．このほか，アミノ酸や種々の栄養物質や無機イオンなども大量にろ過されるが，効率よく再吸収されている．この場合，**グルコースやアミノ酸などは刷子縁膜で各々Na^+と共役してグルコース輸送担体やアミノ酸輸送担体により輸送される**（図 5-5）．

一方，**ジペプチドやジペプチドに構造が類似している β-ラクタム系抗生物質は H^+と共役して尿細管に存在するペプチド輸送担体を介して能動輸送される**（図 5-5）．これらの輸送の駆動力となる Na^+や H^+の勾配は側底膜側（血管側）に存在する輸送系により形成されている．

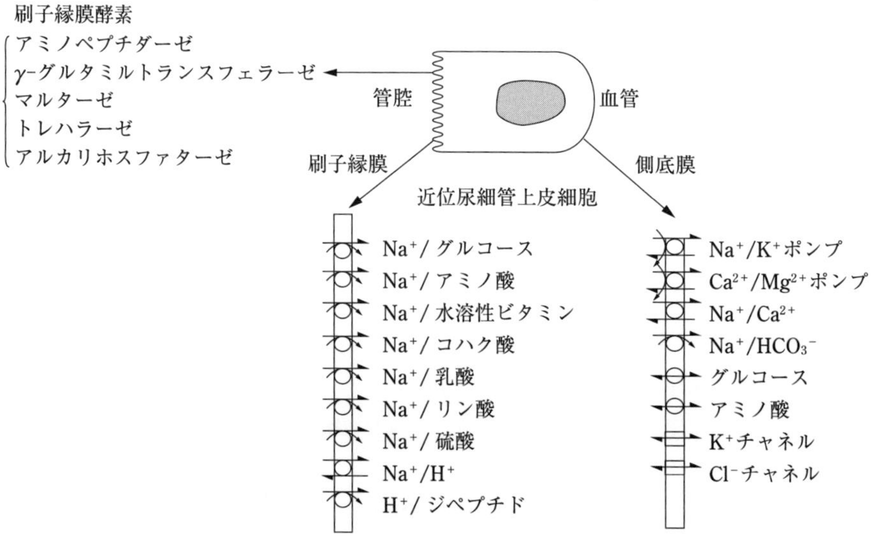

図 5-5　近位尿細管刷子縁膜（管腔側）及び側底膜（血管側）の輸送担体

また，同じ輸送系を介して再吸収される薬物を併用した場合，その拮抗的阻害によって薬物の再吸収は抑制されるが，尿排泄量は促進される．例えば，β-ラクタム系抗生物質であるセファレキシンとシクラシリンが尿細管管腔に同時に存在すると，これら薬物はいずれもペプチド輸送担体の基質であるため，セファレキシンの尿細管での再吸収は，シクラシリンにより阻害され，尿中排泄量が増加する．

5-1-3 尿細管分泌

近位尿細管では，吸収と逆方向の輸送，すなわち血管側から管腔側へ向けての分泌も行われている．すなわち，生体にとって不要になった代謝産物や種々の薬物などの生体異物を効率よく尿中に排泄する機構が備わっている．例えばテトラエチルアンモニウム（TEA）などの**有機カチオン類**とパラアミノ馬尿酸（PAH）に代表される**有機アニオン類**を能動的に分泌する輸送系が存在する．これらの輸送系により，近位尿細管で分泌される代表的な内因性物質および薬物の例は数多く報告されている（図5-6, 図5-7）．

これら近位尿細管における有機カチオンならびに有機アニオン輸送担体の特徴は，グルコースやアミノ酸の輸送系は基質認識能が比較的厳密であるのに対し，**有機イオンの分泌に関与する輸送系の基質に対する構造特異性は低く，化学構造にそれほど類似性のない幅広い物質を輸送するのが特徴である．**したがって，図5-6, 図5-7に示すように，化学構造や薬理効果にそれ程共通点がなく，幅広い化学構造を有する薬物が尿細管においてこれら輸送担体により認識され，分泌されることが知られている．

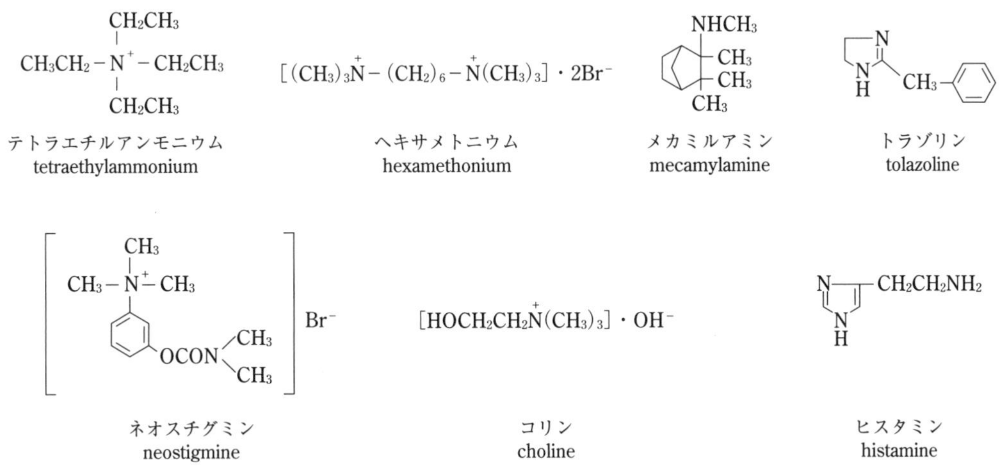

図5-6 尿細管で能動的に分泌される有機カチオン化合物

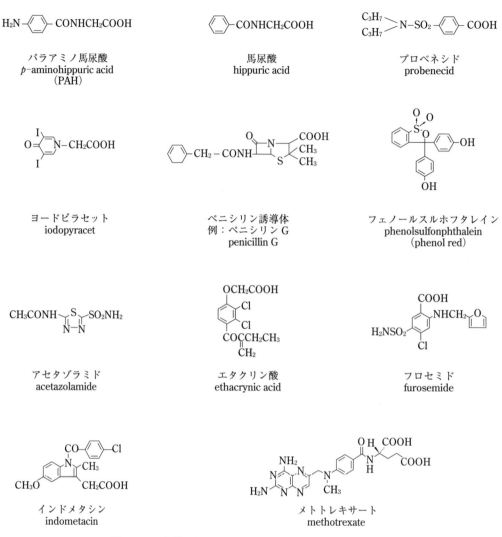

図 5-7 尿細管で能動的に分泌される有機アニオン化合物

また，同じ輸送系を介して能動的に分泌される薬物を併用した場合，その競争阻害のため薬物の生物学的半減期は，併用薬により長くなる．例えば，有機アニオン化合物であるメトトレキサートの尿細管分泌は，同じ有機アニオンであるプロベネシドの併用により阻害され，メトトレキサートは血液中に長く滞留し，生物学的半減期が延長する（図5-8）．

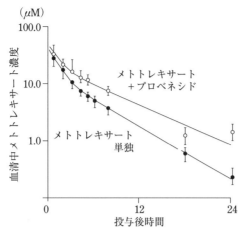

図 5-8　メトトレキサートの血漿中濃度に及ぼすプロベネシドの影響
(G. W. Wyunne *et al.* (1978) *Brit. Med. J.*, 1, 1097)

　さらに，近位尿細管においても，小腸や血液-脳関門と同様に **P-糖タンパク質が発現**しているため，P-糖タンパク質の基質となる薬物同士を併用すると尿細管分泌が阻害され，血中濃度が増大する．例えば，P-糖タンパク質の基質であるジゴキシンの尿細管分泌は，同じ P-糖タンパク質の基質であるベラパミル，キニジンなどにより阻害されるため，血中濃度は増大する．

5-1-4　ネフロンにおける薬物の腎排泄機構

　以上のように，ネフロンの機能は，糸球体での加圧ろ過，尿細管での再吸収と分泌の3つに分けて考えられる．したがって，薬物が尿中に排泄されるまでの腎臓内での移行過程は，これら3つの過程の総和として表すことができる．分泌と再吸収は逆向きの輸送であるから，薬物の尿中排泄は次式で表すことができる．

　　尿中排泄＝糸球体ろ過＋尿細管分泌－尿細管再吸収

　これらに基づいてネフロンにおける薬物の腎排泄パターンを考えると，図 5-9 に示すように，4つのパターンに分けられる．
　まず，(A) のパターンでは，薬物が糸球体ろ過を受けるのみで，再吸収も分泌もされない場合であり，ろ過された量がそのまま尿中に排泄される．これには，イヌリン，クレアチニンなどが該当する．
　また，(B) のパターンでは，薬物は糸球体ろ過を受けた後，主に能動輸送により再吸収されるが，尿細管での分泌がない場合であり，グルコースやアミノ酸がこれに該当する．
　さらに，(C) のパターンでは，薬物は糸球体ろ過を受けた後，尿細管において分泌されるが，尿細管での再吸収がない場合であり，パラアミノ馬尿酸やパラアミノサリチル酸がこれに該当する．
　最後に，(D) のパターンでは，薬物の糸球体ろ過，尿細管分泌，尿細管再吸収の3つの過程

がすべて起こる場合であり，多くの薬物がこれに該当する．

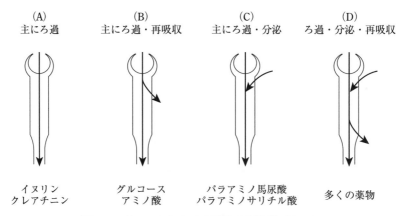

図5-9　ネフロンにおける薬物の腎排泄パターン

5-1-5　腎クリアランス

腎クリアランスは，腎臓の排泄能を表すパラメーターであり，腎臓により1分間にどれだけの血液を除去できるかを表す．通常，単位は容積/時間で示される（ml/min）．

$$CL_R = \frac{UV}{P}$$

CL：腎クリアランス（ml/min）　　U：尿中薬物濃度（mg/ml）　　V：単位時間当たりの尿量（ml/min）　　P：血漿内薬物濃度（mg/ml）　　$U \cdot V$：単位時間当たりの尿中排泄薬物量（mg/min）

5-1-6　クリアランス比（clearance ratio：CR）

腎クリアランスは，糸球体ろ過速度（glomerular filtration rate, GFR）の変動により変化するので，GFRに対する薬物の腎クリアランスの比で表すこともある．これをクリアランス比といい，この値から薬物の腎排泄機構が推定できる（図5-10）．

$$CR = \frac{CL_R}{GFR}$$

CL_R：薬物の腎クリアランス　　GFR：糸球体ろ過速度

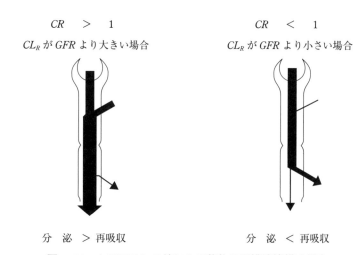

図 5-10 クリアランス値による薬物の腎排泄機構の推定

5-2 薬物の胆汁排泄 (biliary excretion)

(1) 胆汁排泄の特徴

　肝臓は体内にある物質の代謝及び貯蔵器官であるばかりでなく，胆汁（bile）の生成，分泌の役割を果たしている．その胆汁を通じて多くの物質を腸管内に排泄している．胆汁排泄は腎排泄に次ぐ薬物の重要な排泄経路である．薬物の胆汁排泄は，**尿中排泄に比べ高度に濃縮された排泄を示すこと**，また**胆汁は十二指腸へ分泌され小腸で再吸収され，再び肝臓へもどる腸肝循環 (enterohepatic circulation) を形成する**特徴がある．したがって，胆汁排泄は薬物の体内動態に大きな影響を与える要因である．

(2) 胆汁の生成

　肝臓の微細構造のうち，胆汁は肝臓の実質組織である肝小葉（約 50 万個）内の肝細胞にある分泌細粒で生成され毛細胆管膜（bile canalicular membrane）を介して毛細胆管へ分泌される．この胆汁は毛細胆管が集合している胆管に流出し，いったん胆のうに貯えられる．そこで水が吸収され濃縮されて，必要に応じ総胆管から十二指腸へ分泌される．ヒトでの胆汁分泌量は 1 日 700～1,200 ml であるが，その量は摂取した食物の種類により影響を受ける．胆汁分泌は，高脂肪食を摂取すると増加することが知られている．ヒトの胆汁の主な成分は胆汁酸塩（bile salt），血色素の分解物であるビリルビン，コレステロール，リン脂質である（表 5-2）．

表 5-2　ヒトの胆汁の主な成分

成　分	肝臓中胆汁	胆のう中胆汁
総無機イオン（Na^+, K^+, Cl^-, HCO_3^-, Ca^{2+}, Fe^{2+} など）	0.6～0.9	0.5～1.1
脂肪酸	0.1～0.14	0.9～1.6
コレステロール	0.004～0.21	0.01～1.3
リン脂質（主にレシチン）	0.1～0.6	1.0～5.8
総胆汁酸塩	0.7～1.4	1.0～9.2
ムチン，タンパク質，ビリルビングルクロニドなど アルカリホスファターゼ，アミラーゼ，その他の酵素	0.2～1.2	1.0～4.0

(G. A. D. Haslewood(1967) "Bile salts", p59, Barnes & Noble, Co. Ltd より引用)

(3)　薬物の肝移行過程

　薬物が血液から胆汁中へ移行する際，門脈系と冠動脈系（3：1）により肝臓へ運ばれた薬物は，肝細胞を取りまく毛細血管腔（類洞；sinusoid）から内皮細胞間隙を通り Disse 腔へ入る．類洞は，他の組織における毛細血管と同様に極めて小孔（数 100 nm）に富んだ内皮細胞に取り囲まれており，血漿タンパクに結合した薬物も容易に Disse 腔に入ることができる．したがって通常の薬物は血漿と Disse 腔内の細胞間液との間に平衡が成立していると考えられる．Disse 腔から肝細胞膜（sinusoidal plasma membrane）を通って肝細胞内へ取り込まれる（図 5-11）．

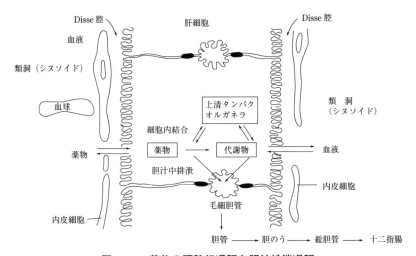

図 5-11　薬物の肝移行過程と胆汁排泄過程

　肝細胞膜取り込み機構には受動輸送と能動輸送が存在する．受動輸送には，薬物の脂溶性に基づく膜透過と細孔を通じての拡散の 2 つがある．能動輸送については，胆汁酸，ビリルビン，肝機能検査試薬であるブロモスルホフタレイン（BSP）やインドシアニングリーン（ICG）等の有機アニオン輸送担体の存在が明らかにされている．これらの有機アニオン化合物は血中で 99％以上血漿タンパク質と結合しているにもかかわらず，効率よく肝に取り込まれる．この輸送機構にはタンパク質仲介輸送（protein-mediated transport）の介在が示唆されている．また，有機カチオンや中性物質の輸送担体の存在も報告されている．

(4) 薬物の胆汁中への移行

薬物が胆汁中に排泄されるためには，肝細胞に取り込まれた薬物が毛細胆管膜を通過する必要がある．胆汁中に排泄される薬物の多くは肝細胞内で代謝されている．

表 5-3　能動輸送により胆汁排泄される薬物や化合物

タイプ	化合物	胆汁中での形
Ⅰ) 有機アニオン		
芳香族モノカルボン酸	パラアミノ馬尿酸(PAH)	未変化体と PAAH
	パラアセチルアミノ馬尿酸(PAAH)	未変化体
	イオパノ酸	エステルグルクロニド
スルホン酸色素	ブロモスルホフタレイン(BSP)	主にグルタチオン抱合体
	ブロムフェノールブルー(BPB)	未変化体
	ブロムチモールブルー(BTB)	未変化体
	タートラジン	未変化体
	アマランス	未変化体
カルボン酸色素	フルオレセイン	未変化体とグロクロニド
薬物	サクシスルスルファチアゾール	未変化体
	ペニシリン G	未変化体と代謝体
	アンピシリン	未変化体と代謝体
	クロロチアジド	未変化体
グルクロン酸抱合体	フェノールフタレイングルクロニド	未変化体
	スルファジメトキシン N-グルクロニド	未変化体
	チロキシングルクロニド	未変化体
	ビリルビンジグルクロニド	未変化体
胆汁酸	タウロコール酸	—
	グリココール酸	—
Ⅱ) 有機カチオン		
第三級アミン	キニジン	未変化体と代謝体
	エリスロマイシン	未変化体と Des N-methyl 体
	イミプラミン	未変化体と代謝体多数
第四級アンモニウム	プロカインアミドエトブロミド(PAEB)	未変化体と APAEB
	アセチルプロカインアミドエトブロミド(APAEB)	未変化体
	セチプリン	主に未変化体
	ツボクラリン	—
Ⅲ) 両性有機化合物		
テトラサイクリン類	テトラサイクリン	未変化体
	ジメチルテトラサイクリン	未変化体
	クロロテトラサイクリン	—
色素	インドシアニングリーン	未変化体
Ⅳ) 非イオン性有機化合物		
強心配糖体	ウワバイン	未変化体
	ラナトシド	未変化体

薬物の胆汁中排泄は胆汁中の濃度（B）と血漿中の濃度（P）の比により2つに分類される．B/P≦1には受動輸送，B/P＞1には能動輸送または促進拡散による排泄機構が考えられる．B/P≦1には大部分の脂溶性のない非電解質，多くの高脂溶性弱電解質が入る．グルコース，マンニトール，ショ糖，イヌリン，コレステロール，アルブミン，尿素，エチルアンモニウム等である．

B/P＞1には解離性の有機化合物で，カチオン，アニオン，両性イオン化合物があり，また一部の非電解質も含まれる．これらの化合物を表5-3に示す．これらの化合物の胆汁中排泄は胆管側膜における有機アニオン，有機カチオン，中性化合物の3つの膜輸送機構に分けられる．これらの輸送系にはそれぞれ2～3の異なった輸送担体が存在していると考えられ，輸送の飽和が認められる．

(5) 胆汁中排泄を支配する要因

胆汁中排泄の支配要因として，薬物の物性に基づくものには**分子量，極性，解離定数，脂溶性，置換基**などがあり，生体側に基づくものには，**種差，代謝，タンパク結合，病態，老化**などがある．

薬物の物性に由来するものでは，**分子量**が重要な因子となる．薬物がグルクロン酸，グリシン，グルタチオンなどで抱合代謝を受け分子量が大きくなると胆汁中へ排泄されやすくなる．ラットでは胆汁中に排泄されるためには325±50以上の分子量が必要であり，これ以下の分子量では胆汁中に排泄されにくい．また分子量があまり大きくなると排泄されにくくなる（図5-12）．

さらに，胆汁中排泄を受けるためには，分子内に**極性基**（-COOHやSO$_3$H基など）を持つことも重要な因子となる．したがって，抱合代謝を受けることは分子内に極性基が導入され，分子量も増加し胆汁排泄には有利である．Br，Iなどの**ハロゲン基の置換**も著しく胆汁中排泄を高める．インドシアニングリーンやブロモスルホフタレインなどの肝機能検査試薬もハロゲン基を有

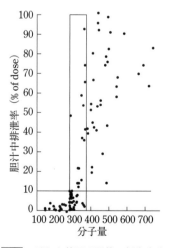

☐で示した範囲は閾値の幅を表す．

図5-12 薬物の胆汁排泄に及ぼす分子量の影響（ラットの場合）
(P. C. Hirom *et al.* (1972) *Biochem. J.*, 129, 1021 より引用)

し，分子量も 800～1,000 となっている．

一方，生体由来の要因として**種差**があげられる．例えば，腎機能検査試薬であるフェノールスルホフタレイン（PSP）はヒトでは腎のみから排泄されるが，ラットでは 40％近くが胆汁へ排泄される．また強心配糖体にも種差が報告されている．これは代謝そのものの種差が原因となることが多い．肝障害の影響に関しては，肝細胞障害よりも胆汁うっ滞を生じる障害の方が強く排泄低下をもたらす．

5-3　基本事項（キーポイント）薬物の排泄

5-3-1　薬物の排泄

(1) 薬物の腎排泄

1）腎臓の構造

　腎臓は後腹腔にある左右1対をなすそら豆状の臓器である．また腎臓の最小機能単位はネフロンとよばれ，ヒトの両側の腎臓を合わせると約 200 万個存在する．

2）腎臓の生理作用

　電解質ならびに水の排泄を調節して体液の量や組成を一定に保つ．代謝により生じた老廃物を除去し，必須物質を選択的に保持する．

3）薬物の腎排泄機構

　尿中排泄＝糸球体ろ過＋尿細管分泌－尿細管再吸収

　①　糸球体ろ過：毛細血管壁は有窓内皮で構成されている．薬物の糸球体ろ過は，薬物の分子量や電荷により影響を受ける．分子量 3 万以上の薬物はろ過されにくい．タンパク結合された薬物はろ過されない．

　　　ろ過速度：正電荷＞中性＞負電荷

　②　尿細管再吸収：一般に多くの薬物の尿細管再吸収は，小腸と同様，pH 分配仮説に従い，単純拡散で輸送される．したがって，尿の pH が薬物の再吸収に大きな影響を与える．

　　弱酸性薬物：尿 pH が上昇すると分子型分率が減少し，再吸収量が減少し，尿中排泄量が増加する．

　　弱塩基性薬物：尿 pH が上昇すると，分子型分率が増大し，再吸収量が増加し，尿中排泄量が低下する．

表5-4 尿のpHを変化させる物質および薬物

酸性にする薬物
　サリチル酸類，アスピリン，アスコルビン酸，塩化アンモニウム，塩化カルシウム，塩酸リジン，塩酸アルギニン，塩酸フェンホルミン，ジメルカプロール，サイクラミン酸

アルカリ性にする薬物
　制酸剤，炭酸水素ナトリウム，炭酸カルシウム，酢酸ナトリウム，グルタミン酸ナトリウム，アセタゾラミド，サイアザイド系利尿薬

　一方，生体にとって必要な栄養物質（アミノ酸，グルコースなど）を能動的に再吸収する機構も存在する．また，一部の薬物（β-ラクタム系抗生物質）は，能動的に再吸収される．
　また，同じ輸送系を介して再吸収される薬物を併用した場合，その拮抗的阻害によって薬物の尿中排泄量は促進する．
③ 尿細管分泌：生体にとって不要になった代謝産物，種々の有機アニオンや有機カチオンを能動的に分泌する輸送系が存在する．
　同じ輸送系を介して能動的に分泌される薬物を併用した場合，その競争阻害のため薬物の生物学的半減期は，併用薬により長くなる．
　例）メトトレキサートの尿細管分泌は，プロベネシドの併用により阻害され，メトトレキサートは血液中に長く滞留し，生物学的半減期が延長する．

表5-5 有機カチオン輸送系により能動的に分泌される薬物

テトラエチルアンモニウム，ヘキサメトニウム，メカミルアミン，トラゾリン，ネオスチグミン，コリン，ヒスタミン

表5-6 有機アニオン輸送系により能動的に分泌される薬物

パラアミノ馬尿酸，パラアミノサリチル酸，プロベネシド，ヨードピラセット
ペニシリン誘導体（ペニシリンG），フェノールレッド（フェノールスルホフタレイン），アセタゾラミド，エタクリン酸，フロセミド，インドメタシン，メトトレキサート

　また，近位尿細管においても，小腸や血液-脳関門と同様にP-糖タンパク質が発現しているため，P-糖タンパク質の基質となる薬物同士を併用すると尿細管分泌が阻害され，血中濃度が増大する．
　例）ジゴキシンの尿細管分泌はベラパミル，キニジンなどにより阻害されるため，血中濃度は増大する．
④ ネフロンにおける薬物の移行のパターン
ⅰ）糸球体ろ過のみ
　　例）イヌリン，マニトール，クレアチニン
ⅱ）糸球体ろ過＋尿細管再吸収
　　例）ブドウ糖，アミノ酸

ⅲ）糸球体ろ過＋尿細管分泌
　　例）パラアミノ馬尿酸，パラアミノサリチル酸
ⅳ）糸球体ろ過＋尿細管分泌＋尿細管再吸収
　　例）ほとんどの薬物

⑤ 腎クリアランス（renal clearance）
　腎クリアランスは，腎臓の排泄能を表すパラメーターであり，腎臓により1分間にどれだけの血液を除去できるかを表す．

$$CL_R = \frac{U \cdot V}{P}$$

ここで CL_R は腎クリアランス，U と V はそれぞれ尿中薬物濃度と1分間の尿量，P は血漿中薬物濃度を示す．

(2) 胆汁排泄

胆汁排泄…薬物の排泄経路の中で，腎排泄に次いで重要な排泄経路．
　特徴　・尿中排泄に比べ高度に濃縮された排泄を示す．
　　　　・胆汁に排泄された薬物が小腸で再び吸収されて門脈に入り，肝臓に戻る現象（腸肝循環 enterohepatic circulation）を示す．

表5-7　腸肝循環しやすい薬物

ジギトキシン，ジゴキシン，バルプロ酸，クロルプロマジン，インドメタシン，クロラムフェニコール，グルテチミド，モルヒネ，メタドン，スピロノラクトン，オキサゼパム，スチルベステロール，ジクロフェナク，ジフェニルヒダントイン，アンフェタミン，アドリアマイシン，ワルファリンなど

1) 薬物の肝細胞膜取り込み機構
　受動輸送：薬物の脂溶性に基づく透過膜機構，細孔を通じての拡散．
　能動輸送：有機アニオン（胆汁酸，ビリルビン，ブロモスルホフタレイン，インドシアニングリーン）に能動的な取り込みが存在する．

2) 薬物の胆汁中への移行
　胆管側膜に有機カチオン，有機アニオン，両性化合物の能動的分泌機構が存在する．

表 5-8　胆汁中に能動分泌される薬物

有機アニオン類：
　パラアミノ馬尿酸，ブロモスルホフタレイン，ブロモフェノールブルー，
　ブロモチモールブルー，タートラジン，ペニシリン G，アンピシリン，
　クロロチアジド，タウロコール酸，グリココール酸など
有機カチオン類：
　キニーネ，エリスロマイシン，イミプラミン，プロカインアミドエトブロミド，
　ツボクラリンなど
両性有機化合物：
　テトラサイクリン類，インドシアニングリーンなど
非イオン性有機化合物：
　ウアバイン，ラナトシド A など

3）　薬物の胆汁排泄に影響する要因
　薬物側の要因…分子量，極性，解離定数，脂溶性，置換基
　　分子量の例）ラットの場合，通常，分子量が 325±50 以上の薬物が胆汁排泄される．しかし，あまり分子量が大きくても排泄されない．
　　極性の例）　分子内に極性基（-COOH, -SO$_3$H などの基）を有すると胆汁排泄されやすい．
　　置換基の例）分子内にハロゲン基（Br, I など）を導入すると胆汁排泄されやすい．
　生体側の要因…種差，代謝，タンパク結合，病態，老化
　　種差の例 1）フェノールスルホフタレイン
　　　　　　　　ヒト…腎排泄のみ
　　　　　　　　ラット…腎排泄 60％，胆汁排泄 40％
　　種差の例 2）ウアバインの胆汁排泄
　　　　　　　　ラット＞ウサギ，イヌ

5-3-2　重要用語（キーワード）

吸収，分布，代謝，排泄，生体膜，流動モザイクモデル，受動輸送（単純拡散），能動輸送，促進拡散，輸送担体（トランスポーター），エンドサイトーシス，輪状ひだ，絨毛，微絨毛，pH 分配仮説，胃内容排出速度，初回通過効果，刷子縁膜（頂側膜），側底膜，密着結合（密着体），細胞内経路，細胞間経路，肺胞，角質層，吸収促進剤，プロドラッグ，イオントフォレシス，タンパク結合，連続内皮，有窓内皮，不連続内皮，血液-脳関門，活性代謝物，代謝様式，代謝促進（酵素誘導），代謝阻害（酵素阻害），腎排泄，ネフロン，糸球体ろ過，尿細管再吸収，尿細管分泌，胆汁排泄，腸肝循環

5-4 第5章 章末問題

問 5.1 薬物の腎排泄に関する次の記述のうち，正しいものの組合せはどれか．

a. グルコースの腎排泄は，主に糸球体ろ過と尿細管での再吸収によって支配される．
b. 尿細管分泌の過程は能動的機構によって進行するとされており，その競合阻害のためフェノールレッドの生物学的半減期は，ベラパミルの併用により長くなる．
c. サリチル酸の尿中排泄は，制酸剤の併用で増加する．
d. 近位尿細管における薬物の再吸収が能動輸送によって進行する場合，同じ輸送系を介して再吸収される薬物を併用した場合，その拮抗的阻害によって薬物の尿中排泄量は低下する．
e. アミノ β-ラクタム系抗生物質は，腎臓に蓄積して腎毒性を発現する．

1 (a, b)　　2 (a, c)　　3 (b, e)　　4 (c, d)　　5 (c, e)　　6 (a, b, c)
7 (a, b, e)　8 (a, d, e)　9 (a, c, e)　10 (c, d, e)

問 5.2 薬物の排泄に関する次の記述のうち，正しいものの組合せはどれか．

a. イヌリンは分子量が約5,000と比較的大きいので，ほとんど糸球体ろ過されない．
b. 同じ分子量のアニオン性デキストランは，カチオン性デキストランよりもろ過されやすい．
c. 近位尿細管では，アミノ β-ラクタム系抗生物質は，能動的に再吸収される．
d. キニジンの尿細管分泌の過程は，プロベネシドの併用により阻害される．
e. アミノピリンの尿中排泄量は，尿のpHがアルカリ性になると低下する．

1 (a, b)　　2 (a, c)　　3 (a, d)　　4 (a, e)　　5 (b, c)　　6 (b, d)
7 (b, e)　　8 (c, d)　　9 (c, e)　　10 (d, e)

問 5.3 腎臓からの化学物質の排泄は，糸球体でのろ過，尿細管での分泌，尿細管での再吸収によって支配されており，腎排泄パターンは次の4種類に分類される．

A 主にろ過　　B 主にろ過・再吸収　　C 主にろ過・分泌　　D ろ過・分泌・再吸収

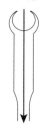 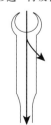 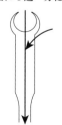 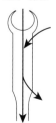

A〜Dそれぞれのパターンで排泄される代表的な化学物質の正しい組合せはどれか.

【化学物質名】
a. パラアミノ馬尿酸
b. イヌリン
c. セファレキシン
d. グルコース

	A	B	C	D
1	a	d	b	c
2	b	a	d	c
3	b	d	a	c
4	c	d	a	b
5	d	b	c	a

問 5.4　薬物の腎排泄, 胆汁排泄に関して, 正しい記述の組合せはどれか.

a. 薬物の尿中排泄は, 尿中排泄＝糸球体ろ過＋尿細管再吸収－尿細管分泌の式によって表される.
b. 近位尿細管ではパラアミノ馬尿酸に代表される有機アニオン類とテトラエチルアンモニウムなどの有機カチオンを能動的に分泌する輸送系が存在する.
c. 薬物の胆汁排泄は分子量に依存し, 一般に低分子薬物ほど胆汁排泄されやすい.
d. 薬物にハロゲン基を導入すると胆汁から排泄されやすくなる.
e. フェノールレッドは, ラットでもヒトにおいても胆汁から排泄され, 腎排泄はされない.

1 (a, b)　2 (a, c)　3 (a, d)　4 (a, e)　5 (b, c)　6 (b, d)
7 (b, e)　8 (c, d)　9 (c, e)　10 (d, e)

解　答

問 5.1 :　2　　問 5.2 :　9　　問 5.3 :　3　　問 5.4 :　6

解　説

問 5.1
b. 尿細管分泌の過程は能動的機構によって進行するとされており, その競合阻害のためフェノールレッドの生物学的半減期は, 同じ有機アニオンであるプロベネシドなどの併用により長くなる. ベラパミルは有機アニオンでなく, P-糖タンパク質の基質である.
d. 近位尿細管における薬物の再吸収が能動輸送によって進行する場合, 同じ輸送系を介して再吸収される薬物を併用した場合, その拮抗的阻害によって薬物の再吸収は低下するが, 尿中排泄量は増大する.
e. 腎臓に蓄積して腎毒性を発現する物質は, アミノグリコシド系抗生物質である.

問 5.2
a. 一般に薬物の糸球体ろ過は分子量3万以下程度であれば起こるので, 分子量約5,000のイヌリンは糸球体ろ過される.
b. 糸球体の膜が負に帯電しているので, 同じ分子量のカチオン性デキストランは, アニオ

ン性デキストランよりもろ過されやすい．
d. キニジンの尿細管分泌の過程は，同じ P-糖タンパク質の基質であるベラパミルやシクロスポリンなどの併用により阻害される．

問 5.3
A の主にろ過に該当するのは，イヌリンである．B の主にろ過・再吸収に該当するのは，グルコースである．C の主にろ過・分泌に該当するのは，パラアミノ馬尿酸である．D のろ過・分泌・再吸収に該当するのは，セファレキシンである．

問 5.4
a. 薬物の尿中排泄は，尿中排泄＝糸球体ろ過－尿細管再吸収＋尿細管分泌の式によって表される．
c. 薬物の胆汁排泄は分子量に依存し，ある分子量以上になると胆汁排泄されやすくなる．
e. フェノールレッドは，ラットでは腎臓と胆汁から排泄されるが，ヒトではほとんど腎臓から排泄される．

第6章
ドラッグデリバリーシステム

6-1　DDS の総論

　薬物の投与においては，それぞれの薬物にとって作用部位あるいは標的部位が存在することが知られており，例えば，抗がん薬はがん細胞に，抗炎症薬は炎症部位に，また頭痛薬などは中枢に作用することが必要である．しかしながら，投与した薬物がすべて作用部位に到達することはなく，しばしば投与量の1〜2％程度くらいしか到達しないと言われている．

　図6-1には，薬物投与後の生体内動態を示しているが，理想的には薬物のすべてが作用部位に到達することであるが，作用部位に到達する前に多くの薬物は途中で吸収されなかったり，他の臓器に分布したり，あるいは肝臓などで代謝されるため，一部の薬物しか作用部位に到達できない．すなわち，薬物の作用部位への到達という観点から考えると，多くの薬物の作用部位への移

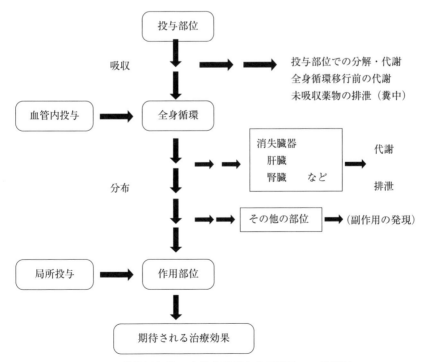

図 6-1　薬物投与後の生体内動態と作用部位への移行性

行性は，きわめて効率が悪いことが知られている．

こうした観点から，最近，**薬物を人体に適用する際，新しい投与方法や投与形態を開発し，薬物の生体内動態を変化させ，薬物のもつ薬効を最大限かつ安全に発揮させようとする試みがなされている**．このような考え方のもとに薬物投与の最適化を目的として設計される新しい投与システムのことをドラッグデリバリーシステム（drug delivery system, DDS, 薬物送達システム）とよぶ．

このようなDDS技術が，現在，多くの製薬企業で重要視されているが，その背景には大きく分けて，以下の3つの要因があると考えられる．

① 新薬開発リスクの増大
② 既存医薬品の製品寿命の延長策（product life cycle management（PLCM））
③ 新しいタイプの薬物の登場

このうち，①については，従来から，多くの医薬品が製薬企業などで開発され，臨床に適用されることにより，多くの疾病の予防や治療に貢献してきた．しかしながら，現在，1つの医薬品を開発するためには，500億円以上の研究費や約15〜20年の長い開発期間を必要とすることが知られている（図6-2）．さらに医薬品開発候補化合物の中から実際に医薬品として市販される化合物を見出す確率が約1万分の1程度ときわめて低い（図6-2）ことから，**新薬の開発は，研究開発費や人材が豊富な一部の製薬企業を除いてはきわめて困難でリスクを伴うことが予想される**．こうした状況では，既存薬物の投与形態や投与方法をうまく工夫し，その有効性や安全性を改善することが新薬開発に代わる簡便でしかも低コストで行える最良の方法であると考えられる．

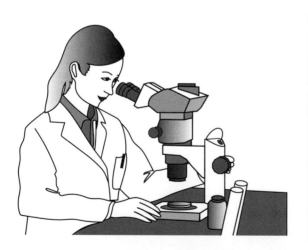

図6-2　わが国主要製薬企業10社の研究開発費の実態

また，②について，現在，使用されている多くの既存薬物は，ここ数年で特許切れを迎えるものが多く，これら薬物の市場を後発品の攻勢から守るためには，**既存医薬品の製品寿命を延長**

させる，いわゆる product life cycle management（PLCM）が必要になっている．PLCM にはいくつかの方法があるが，製剤技術を用いて剤形変更や投与形態を新しくする方法がしばしば用いられている．

一方，③ については，最近の医薬品開発においては，**従来の低分子性薬物のみならず，生体内のホルモン，サイトカイン及び抗体などを用いたタンパク，ペプチド性の高分子バイオ医薬品が開発されつつあり，新しいタイプの医薬品が臨床応用されつつある．**こうしたバイオ医薬品は，微量で活性が強力である反面，副作用も発現しやすいことから，従来の剤形に代わる新規投与形態の開発が望まれている．

表 6-1 は現在 DDS で取り扱われる薬物体内挙動の制御の手法を分類したものである．それぞれの分野において多種多様の制御手段が用いられていることがわかるが，ここでは，1）薬物吸収過程の制御，2）薬物放出の制御，3）標的指向の制御の 3 分野について以下に述べる．

表 6-1　DDS で取り扱われる薬物体内挙動の制御の手法

1. 薬物吸収過程の制御
    - （1）製剤添加物の利用
        - 吸収促進剤，タンパク分解酵素阻害剤
    - （2）薬物の分子構造修飾
        - プロドラッグ，アナログ
    - （3）薬物の剤形修飾
        - エマルション，リポソーム，マイクロカプセル　等
    - （4）新規投与経路の開発
        - 経鼻，経肺，口腔，点眼，直腸，経皮等
2. 薬物放出の制御
    - （1）全身作用発現を目的とした放出制御製剤
        - 経口投与（Oros®）
        - 経皮投与（Transderm-Scop®，Transderm-Nitro®）
        - 皮下投与（リュープリン®）
    - （2）局所作用発現を目的とした放出制御製剤
        - 眼粘膜投与（Ocusert®）
        - 子宮粘膜投与（Progestasert®）
        - 口腔粘膜投与（アフタッチ®）
        - 鼻粘膜投与（リノコート®）
3. 標的指向の制御
    - （1）分子性運搬体を用いた標的指向化
        - プロドラッグ（高分子化プロドラッグ）
    - （2）微粒子性運搬体を用いた標的指向化
        - エマルション，リポソーム，リピッドマイクロスフェアー，マイクロカプセル
    - （3）生物由来の運搬体を用いた標的指向化
        - 細胞，リポタンパク，抗体，ホルモン

薬物吸収過程の制御

　一般に，経口投与をはじめとする各種吸収部位に投与された薬物が薬効を発揮するためには，消化管から速やかに吸収され，消化管内や肝臓で代謝を受けずに循環血中に移行することが必要である．しかしながら，薬物の中には，水溶性が高く，高分子量のものや消化管や肝臓で速やかに代謝を受け，分解されるものも多く，優れた薬効を有しながら吸収性の悪いものも少なくない．こうした特徴を有する代表的な薬物として，難吸収性の抗生物質，ペプチド・タンパク性医薬品があげられる．特に後者は，ペプチドやタンパク自体が水溶性や高分子のものが多く，消化管粘膜透過性が低いばかりでなく，消化管内において種々のタンパク分解酵素により分解されるため，経口投与してもほとんど吸収されないものが多い．

　そこでこうした薬物の吸収を改善する方法がドラッグデリバリーシステムの1分野として種々試みられているが，それらを大別すると，(1) 吸収促進剤やタンパク分解酵素阻害剤などの製剤添加物の利用，(2) 薬物の分子構造修飾，(3) 薬物の剤形修飾，(4) 薬物の新規投与経路の開発に分類できる．以下，これら4つの方法について解説する．

6-2-1　製剤添加物の利用

(1)　吸収促進剤

　一般に，難吸収性薬物の吸収を改善するためには，消化管やその他の吸収部位におけるこれらの薬物の粘膜透過性を一過性に上昇させる添加物を利用する場合が多い．こうした作用を有する添加物を総称して**吸収促進剤**（absorption enhancers, absorption promoters）とよぶ．現在までに多くの物質が吸収促進剤として利用されているが，代表的なものには界面活性剤，胆汁酸塩類，キレート剤，脂肪酸類などがあげられる．これら吸収促進剤は，従来，消化管投与に対して用いられてきたが，最近では，経鼻，経肺，口腔，直腸，経皮などの各種粘膜吸収経路についても利用されている．

　表 6-2 に難吸収性薬物の消化管及び経粘膜吸収改善に利用される各種吸収促進剤の例を示しているが，界面活性剤，胆汁酸塩類，キレート剤，脂肪酸類などの多くの吸収促進剤が難吸収性薬物の消化管及び経粘膜吸収改善に用いられている．また，最近では上記以外の新しいタイプの吸収促進剤も開発されている．

　これら吸収促進剤が促進効果を発現する一例として，一酸化窒素（nitric oxide，NO）供与体が水溶性薬物やペプチド・タンパク性医薬品の消化管吸収性を顕著に増大させた例がある．図 6-3 は，消化管各部位におけるインスリンの消化管粘膜透過性に及ぼす NO 供与体の影響について検討したものである．透過実験は，図 6-3 の右図にあるように，ラット腸管を摘出し，*in vitro* Ussing chamber を用いてインスリンの消化管粘膜透過性を評価した．その結果，空腸，回腸及び結腸のいずれの部位においてもインスリンに NO 供与体を併用することによりインスリンの透過性が顕著に増大することが認められ，中でも NO 供与体の一種である SNAP の吸収促進効果が顕著であることが認められた．

表 6-2 難吸収性薬物の吸収改善に利用される各種吸収促進剤の例

投与部位	薬　物	吸収促進剤
鼻	インスリン	界面活性剤，胆汁酸塩
	フェノールレッド	胆汁酸塩
口　腔	サリチル酸	界面活性剤，Azone®
	ヒトカルシトニン	界面活性剤，胆汁酸塩
眼	インスリン	胆汁酸塩，界面活性剤
肺	インスリン	胆汁酸塩，界面活性剤，
	カルシトニン	シクロデキストリン類，
		リン脂質
小　腸	インスリン	
		5-メトキシサリチル酸
	セフメタゾール	NO供与体
	セフォキシチン	5-メトキシサリチル酸
	ストレプトマイシン	
	ゲンタマイシン	脂肪酸胆汁酸混合ミセル
	フェノールレッド	
大　腸	インターフェロン	中鎖グリセリド
	インスリン	脂肪酸胆汁酸混合ミセル
		エナミン誘導体
		5-メトキシサリチル酸
	ウナギカルシトニン	NO供与体
		サリチル酸ナトリウム
	アンピシリン	EDTAナトリウム
膣	リュープロレリン	中鎖脂肪酸
皮　膚	5-フルオロウラシル	有機酸

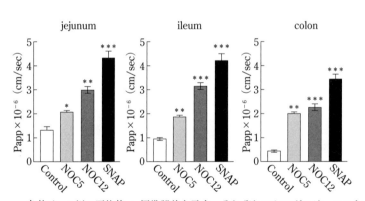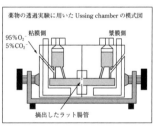

各値は，3例の平均値±標準誤差を示す．それぞれのシンボルは，コントロールに比べ
(*) $p < 0.05$，(**) $p < 0.01$，(***) $p < 0.001$ を示す．

図 6-3　消化管各部位におけるインスリンの消化管粘膜透過性に及ぼすNO供与体の影響
(G. Fetih *et al.* (2005) *J. Control. Release*., 106, 287)

吸収促進剤の吸収促進機構の詳細については，まだ明らかでないものも多いが，界面活性剤や胆汁酸塩類は，細胞膜を可溶化して上皮細胞のバリアー能を低下させ，薬物の透過性を増大させることが知られている．また，キレート剤の一種であるEDTAは，細胞間の接合部位のCa^{2+}イ

オンを除去することにより細胞間隙を広げ薬物の透過を促進すると考えられている．一方，オレイン酸などの不飽和脂肪酸は，脂質二重膜に作用し，その流動性を高めることにより吸収を改善することが知られている．

吸収促進剤が実際に臨床応用された例としては，アンピシリンおよびセフチゾキシムの小児用坐剤に添加された**カプリン酸ナトリウム**がある．このように難吸収性の抗生物質の吸収改善に吸収促進剤が利用されているが，一般的には促進効果が強い添加物は，同時に粘膜障害性や刺激性のみられるものが多い．したがって，今後さらに促進効果が強く，なおかつ粘膜障害性の少ない理想的な吸収促進剤の開発が期待される．

(2) タンパク分解酵素阻害剤

薬物の中には，膜透過性自体はそれほど悪くないのにもかかわらず，実際には経口投与後ほとんど吸収されないものが見受けられる．この原因の１つはこれら薬物が，消化管内や肝臓において代謝を受け，分解されることによる．こうした薬物の例としては，消化管内で分解されやすいインスリン，エンケファリンなどのペプチド・タンパク性医薬品や肝臓で代謝されやすいプロプラノロール，サリチルアミドなどがあげられる．このうち，特に前者のペプチド・タンパク性医薬品は，消化管内で各種消化酵素やタンパク分解酵素により分解され，きわめて不安定なものが多い．したがって，こうしたペプチド・タンパク性医薬品の消化管吸収を改善するためには，これらタンパク分解酵素の活性を抑制する**タンパク分解酵素阻害剤**（protease inhibitor）の利用が有力な手段となる．したがって，各種粘膜吸収経路において種々のタンパク分解酵素阻害剤がペプチド・タンパク性医薬品の吸収改善に利用されている．

6-2-2　薬物の分子構造修飾

吸収促進剤やタンパク分解酵素阻害剤などの添加物を利用する方法は，薬物の吸収改善にきわめて有用なアプローチであるが，これら添加物がしばしば粘膜に対して障害性や刺激性を有することが多い．また対象薬物以外のバクテリアや毒素などの有害物質の吸収が吸収促進剤により増大する可能性もあり，薬物の選択的な吸収改善という点では十分とはいえない．そこでこうした観点から薬物自体を化学修飾することにより吸収を改善する試みがなされている．薬物を化学的に修飾する場合，プロドラッグやアナログが合成されることが多い．

(1) プロドラッグ

薬物が有する種々の欠点を改善するため，その薬物の分子構造を一部修飾したもので，体内に入って修飾目的を達成した後，化学的あるいは酵素的に元の薬物（parent drug）に復元されて薬理活性を発現する化合物を**プロドラッグ**とよぶ．図6-4には，プロドラッグの効果発現の様式を模式的に示している．

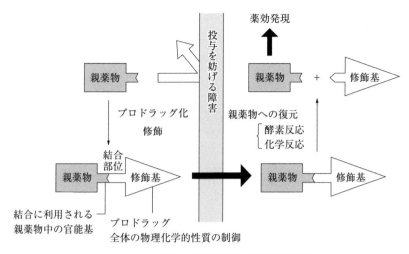

図6-4 プロドラッグの構造と効果発現の様式

　プロドラッグ修飾には種々の目的があるが，主なものには吸収性の改善，作用の持続化，標的組織への選択的移行性の増強，毒性および副作用の軽減，水溶性の増加，安定性の向上，不快な味や臭いのマスキングなどがあげられる．表6-3には様々な目的で開発されたプロドラッグの例を示す．このうち，吸収性の改善を目的としたプロドラッグの例としては，アンピシリン，チアミンなどがある．

　表6-4は，アンピシリンの各種プロドラッグの経口投与後の生物学的利用率を元の薬物と比較したものである．いずれのプロドラッグもアンピシリンに比較し，生物学的利用能が増大しており，プロドラッグ化修飾により吸収改善が達成できることがわかる．

(2) アナログ

　ある薬物の化学構造を修飾し誘導体を合成した時，その誘導体が元の親薬物に復元されなくても，そのもの自体が薬理効果を有する場合，その誘導体は元の薬物の**アナログ（analog）**とよばれる．こうしたアナログの利用によっても薬物吸収を改善できることが報告されている．

　一例として，インスリンに鎖長の異なる脂肪酸を導入することによりアシル化インスリンを合成した．脂肪酸として，C_6のカプロン酸，C_{12}のラウリン酸，C_{16}のパルミチン酸を選び，これら脂肪酸をそれぞれ1あるいは2分子導入したCap-1，Cap-2，Lau-1，Lau-2，Pal-1，Pal-2を合成した（図6-5）．このうち，薬理活性が比較的保持されていたインスリンのカプロイル誘導体を選び，消化管吸収性を検討した．図6-6は十二指腸及び結腸におけるインスリンおよびそのカプロイル誘導体の透過性を示している．その結果，十二指腸及び結腸におけるCap-1，Cap-2，の透過性は，元のインスリンよりも良好であり，中でも結腸におけるCap-2の透過性がきわめて高く，脂肪酸修飾により吸収が改善されることが認められた．以上のことから，脂肪酸修飾は，インスリンの脂溶性を増大させ，インスリンの消化管吸収性を改善できる優れた方法であることが確認できた．

表 6-3 様々な目的で開発されたプロドラッグの例

目的	プロドラッグ → 親薬物	目的	プロドラッグ → 親薬物
苦味の改善	クロラムフェニコールパルミチン酸エステル → クロラムフェニコール;　キニーネエチル炭酸エステル → キニーネ	特定組織での作用発現	脳への移行: レボドパ → ドパミン;　腫瘍内濃度の増加: ドキシフルリジン → 5-フルオロウラシル
溶解性の改善	ヒドロコルチゾンコハク酸エステルナトリウム → ヒドロコルチゾン	作用の持続化	テガフール → 5-フルオロウラシル;　エノシタビン → シタラビン;　アラセプリル → カプトプリル
消化管吸収の改善	メチルテストステロン → テストステロン;　フルスルチアミン → チアミン;　タランピシリン → アンピシリン		

表 6-4 アンピシリンの各種プロドラッグの経口投与後の生物学的利用能

薬　物	解析方法	生物学的利用能
アンピシリン		1.0
ピバンピシリン	尿中排泄量 (0～6 hr)	2.68
	AUC (0～6 hr)	3.13
バカンピシリン	尿中排泄量 (0～6 hr)	1.43
	AUC (0～6 hr)	1.67
タランピシリン	尿中排泄量 (0～6 hr)	1.70
	AUC (0～6 hr)	1.87

(V. Stella *et al.* (1986) in Drug Delivery System, Oxford University Press)

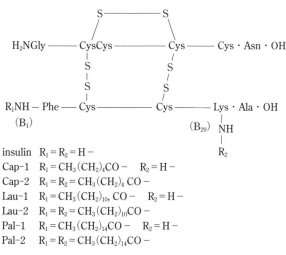

insulin　$R_1 = R_2 = H-$
Cap-1　$R_1 = CH_3(CH_2)_4CO-$　$R_2 = H-$
Cap-2　$R_1 = R_2 = CH_3(CH_2)_4CO-$
Lau-1　$R_1 = CH_3(CH_2)_{10}CO-$　$R_2 = H-$
Lau-2　$R_1 = R_2 = CH_3(CH_2)_{10}CO-$
Pal-1　$R_1 = CH_3(CH_2)_{14}CO-$　$R_2 = H-$
Pal-2　$R_1 = R_2 = CH_3(CH_2)_{14}CO-$

図 6-5　インスリン及びそのアシル誘導体の化学構造
(H. Asada *et al.* (1995) *J. Pharm. Sci.*, 84, 682)

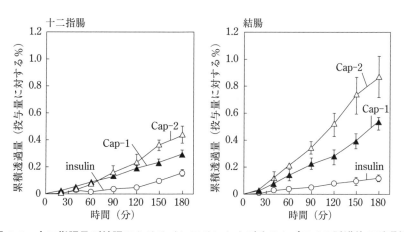

図 6-6　十二指腸及び結腸におけるインスリンおよびそのカプロイル誘導体の透過性
(H. Asada *et al.* (1995) *J. Pharm. Sci.*, 84, 682)

6-2-3 薬物の剤形修飾

薬物が消化管やその他の粘膜吸収部位において分解されやすい場合，投与部位に存在する分解酵素との接触を防止する剤形修飾が1つの有力な方法となる．この場合，薬物をカプセルなどに包含させることが多い．こうした剤形にインスリンなどの薬物を封入し，経口投与すると水溶液では消化管内で分解されやすい薬物が安定化され吸収される．特に，最近，インスリンなどのペプチド・タンパク性医薬品を消化酵素などの分解酵素が少なく分解されにくい大腸に特異的に送達し，大腸から薬物を吸収させる試みがなされている．

一例として，大腸に存在する腸内細菌により特異的に崩壊するキトサンを素材としたカプセル（**キトサンカプセル**）を用い，インスリンの大腸からの吸収性が改善できることが報告されている．すなわち，キトサンは，エビやカニの甲羅から取れる天然の多糖類であり，安全性の高い物質であるが，**キトサンは大腸に豊富に存在する腸内細菌により特異的に崩壊する**ことが知られている．したがって，キトサンを用いてカプセルを調製すれば，このカプセルは腸内細菌の少ない胃や小腸では崩壊せず，大腸部位で特異的に崩壊し，内容薬物を放出することが期待できる．図6-7は，キトサンカプセルの断面図を示したものであり，カプセルの直径はラットの消化管を通過できるサイズになっている．また，キトサンは，経口投与後，胃酸で分解しやすいため，キトサンカプセルの表面には腸溶性コーティングを施している．

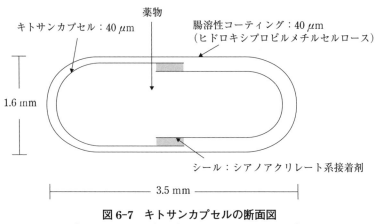

図 6-7 キトサンカプセルの断面図
(H. Tozaki *et al.* (1997) *J. Pharm. Sci.*, 86, 1016)

図 6-8 は，インスリンを封入したキトサンカプセル経口投与後の (a) 血漿中インスリン濃度–時間推移曲線，(b) 血糖値–時間推移曲線を示しており，キトサンカプセルを用いた際のインスリンの大腸からの吸収性を評価したものである．その結果，インスリンおよび吸収促進剤であるグリココール酸ナトリウムを同時に封入したキトサンカプセルを経口投与した結果，血糖値の顕著な低下が観察され，キトサンカプセルの有用性が確認されている．

こうしたキトサンカプセルによるインスリンの大腸特異的送達ならびに吸収改善の機構について図6-9に図示した．すなわち，(a) の場合，インスリンは胃，小腸部位において各種タンパク分解酵素により代謝され，循環血中に吸収されないため，血糖降下作用を示さない．これに対し，

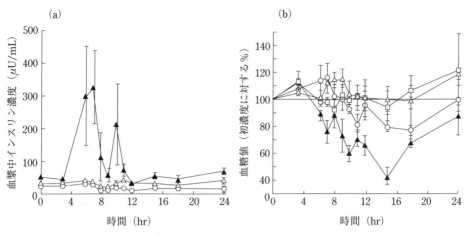

(△) インスリン溶液（20 IU），（□) インスリン 20 IU 含有ゼラチンカプセル，
(○) インスリン 20 IU 含有キトサンカプセル，(▲) インスリン 20 IU およびグリ
ココール酸ナトリウム 9.8 mg 含有キトサンカプセル

図 6-8　インスリン含有キトサンカプセル経口投与後の（a）血漿中インスリン濃度-時間推移曲線，(b) 血糖値-時間推移曲線

（H. Tozaki *et al.*（1997）*J. Pharm. Sci.*, 86, 1016）

(b) の場合，インスリンは，胃，小腸部位においてカプセル中に存在するため，これらの部位で各種タンパク分解酵素による代謝を回避できる．その後，キトサンカプセルは大腸に移行し，大腸管腔内の腸内細菌により特異的に崩壊し，カプセルから管腔内に放出されたインスリンが循環血中に吸収されると考えられる．

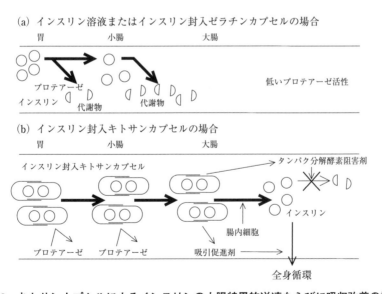

図 6-9　キトサンカプセルによるインスリンの大腸特異的送達ならびに吸収改善の機構

6-2-4 薬物の新規投与経路の開発

薬物によっては，上記のような方法を用いても依然として消化管吸収性の改善が達成できない場合もあり，こうした薬物に対しては，経口や注射に代わる投与経路として，鼻，口腔，眼，肺，腟，直腸などの各種粘膜吸収経路を利用する研究が進められている．

これら投与経路のうち，薬物の経肺吸収は，比較的高分子薬物に対しても透過性が良好であることからペプチド・タンパク性医薬品の全身作用を期待した投与経路として注目されている．薬物の経肺吸収性が良好な原因は，肺の上皮細胞が非常に薄い構造を有しており，肺胞腔内と毛細血管との間の距離はきわめて短いことと肺胞の数は非常に多く，その総表面積はきわめて広いことによると考えられている．図6-10は，肺，鼻，口腔，小腸，大腸の各種投与経路からの分子量の異なる薬物の吸収性を比較した結果を示したものである．ここでは，モデル薬物として，分子量の小さい順に，フェノールレッド（分子量354），トリパンブルー（分子量980），平均分子量 約4,000 の fluorescein isothiocyanate-labeled dextran（FD4），平均分子量 約10,000 の fluorescein isothiocyanate-labeled dextran（FD10）を用いているが，いずれの分子量の薬物においても肺からの吸収が最も良好であることがわかる．

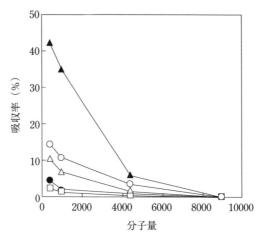

各値は，4例の平均値を示す．
（▲）経肺投与，（△）経鼻投与，（□）口腔内投与，
（○）小腸投与，（●）大腸投与

図6-10 各種投与経路からの分子量の異なる薬物の吸収性の比較
（A. Yamamoto et al.（2001）*J. Control. Release.*, 76, 363）

また，図6-11は，ウナギカルシトニンの経肺吸収に及ぼす各種吸収促進剤の影響を示したものである．この場合，経肺吸収実験は，*in situ* 気管内投与法により行い，血漿中 Ca^{2+} 濃度を測定することによりカルシトニンの経肺吸収性を評価した．その結果，カルシトニンの経肺吸収は，キレート剤である EDTA を併用してもあまり影響が認められなかったが，ラウリルマルトシド，グリココール酸ナトリウム，脂質-界面活性剤混合ミセルの併用により顕著に増大することが明らかとなった．したがって，従来消化管からほとんど吸収されない生理活性ペプチドをはじめとする高分子薬物や難吸収性薬物の吸収改善を達成する上で，経肺投与はきわめて有力な投与方法であると考えられる．

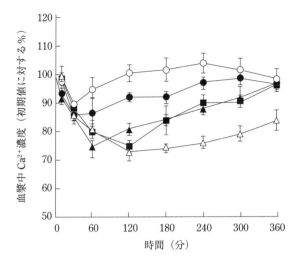

各値は，4例の平均値 ± 標準誤差を示す．
(○) コントロール，(▲) 10 mM グリココール酸ナトリウム，
(■) 10 mM リノール酸-HCO60 混合ミセル，(●) 10 mM EDTA，
(△) 10 mM ラウリルマルトシド

図 6-11　ウナギカルシトニンの経肺吸収に及ぼす各種吸収促進剤の影響
(A. Yamamoto *et al.* (1997) *J. Pharm. Sci.*, 86, 1144)

6-3　薬物放出の制御

6-3-1　薬物放出制御の目的，意義

　一般に理想的な薬物治療を行うには，それぞれの薬物の作用部位に望ましい量や速度で薬物を送達させることが必要になる．しかしながら，従来の製剤ではこうした様式で薬物を送達できない場合が多く見受けられた．そこで最近では，それぞれの薬物に対して作用部位に望ましい量や速度で薬物を供給し理想的な薬物治療を達成するため，各種放出制御製剤の開発が進められている．この場合，望ましい薬物の放出パターンは，それぞれの薬物の作用機序により異なることが予想されるが，一般には一定速度で薬物が製剤から放出されることが理想である．また薬物治療におけるこうした放出制御製剤の評価は，最終的には作用部位におけるそれぞれの薬物の濃度やそれに対応する薬理効果により行うべきであるが，これらに代わる簡便な方法として血漿中濃度を測定する方法が汎用されている．

　図 6-12 は，従来型の一般製剤または放出制御型製剤を用いてある薬物を投与後の血漿中薬物濃度の時間経過を示したものである．従来型の製剤を用いて薬物を一回投与した場合，投与後急激に血漿中濃度が高くなり，治療域を越えて副作用発現域にまで上昇したり，あるいは逆に血漿中濃度が治療域以下の無効域にまで低下するため，副作用が発現したり，十分な治療効果がみられない．そこでこうした点を防止するため，繰り返し投与が行われるが，この投与方法は，患者に負担を強いることになり，またノンコンプライアンスの可能性も高くなる．これに対し放出制御製剤を用いると，1回投与の場合の副作用発現を防止でき，一定の治療効果を期待できるとと

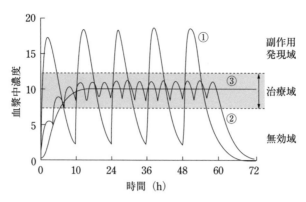

① 一般製剤（1日2回分割投与）
② 一般製剤（1日6回分割投与）
③ 放出制御型製剤（同一投与量 0 次放出．単回投与でも分割投与でも，放出速度が一定であれば結果は同じ）

図 6-12　従来型の一般製剤または放出制御型製剤を用いてある薬物を投与後の血漿中薬物濃度の時間経過

もに繰り返し投与の場合のノンコンプライアンスを防止することができる．また製剤に封入する薬物量や製剤の放出制御膜の厚さなどを変えることによりそれぞれの薬物の治療域に応じた放出速度を選択できるという利点もある．

こうした点から，現在様々な放出制御製剤が考案され，すでに市販されているものも多い．したがって，DDSの3つの分野のなかでは，最も実用性の高い分野であるといえる．こうした放出制御製剤は，消化管や皮膚に製剤を適用し全身作用発現を期待した製剤と眼，子宮，口腔粘膜など局所作用発現を期待した製剤とに分類できるが，以下これら2つのタイプに分けて解説する．

6-3-2　全身作用発現を目的とした放出制御製剤

(1) 経口適用製剤

経口投与は，多くの薬物投与経路のうち，最も頻繁に利用される投与方法である．この投与経路から薬物を投与し，理想的な血中濃度を得るには薬物の吸収量のみならず吸収速度も制御することが必要である．したがって，薬物を消化管内で一定速度で放出できる製剤の開発が進められている．

代表的な経口適用放出制御製剤として，米国アルザ社で開発されたオロス®があげられる．図6-13は，オロス®製剤の断面図を示したものであるが，これらはいずれも消化管内の水分を半透膜を介して製剤内に取り入れることにより浸透圧が変化し，それを駆動力にして内部に存在する薬物を放出制御するものである．このうち，(a)に示す基本的浸透圧ポンプ製剤が最も一般的なオロス®製剤であるが，この製剤は中程度の水溶性薬物の製剤処方に適しており，一定速度で薬物含量の60〜80％を放出する．一方，(b)に示したプッシュプル浸透圧ポンプは，疎水性かまたはきわめて親水性の高い薬物を放出する剤形として有用であり，一定速度で薬物含量の80％以上を放出する．こうしたシステムにより，薬物を長時間一定速度で消化管内に放出することが可能である．

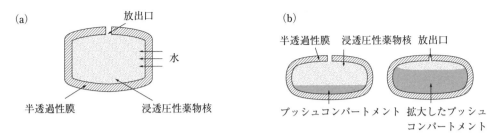

図 6-13　オロス® 製剤の断面図

(2) 経皮適用製剤

　薬物を皮膚に適用し，吸収させることは，古くから局所治療を目的として行われてきたが，近年薬物の投与経路の拡大に伴い，全身作用の発現を期待した薬物の投与経路として見直されている．薬物の皮膚投与の特徴として，(1) 肝臓における初回通過効果を回避できる，(2) 適用面積や適用部位を変えることにより容易に投与量を調節できる，(3) 長期間の投与が可能である，(4) 副作用が発現したとき，すぐに投与を中断できるなどの点があげられる．

　現在，最も実用化が進められている経皮適用放出制御製剤には，狭心症発作の予防を目的としたニトログリセリン，硝酸イソソルビドなどの亜硝酸化合物の製剤がある．図 6-14 は，ニトログリセリンの各種経皮適用製剤の断面図を示したものである．このうち，Transderm-Nitro® は，4 層からなりエチレン酢酸ビニル共重合体の多孔性膜によりニトログリセリンの放出を制御している．また Nitro-Dur® は，薬物の蒸発を防ぐための部分と薬物を含有する放出マトリックスからなり，後者の部分にはニトログリセリンが乳酸結晶と液体層間に平衡状態で存在している．一方，Nitrodisc® は，Transderm-Nitro® と同様 4 層からなり，ニトログリセリンは固体シリコンマトリックス中に含まれており，薬物の放出はこの層からの拡散速度が律速となる．

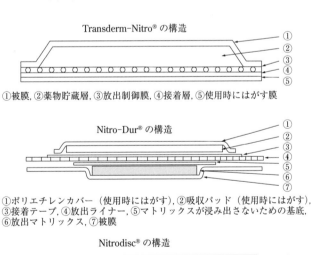

図 6-14　ニトログリセリンの各種経皮適用製剤の断面図

一方，北陸製薬で開発されたツロブテロールは気管支平滑筋に対する作用選択性が高く，かつ低用量で持続性の気管支拡張作用を有する第3世代の β_2 刺激薬である（図6-15）．ツロブテロールの製剤は，すでに1981年に塩酸ツロブテロールが錠剤及びドライシロップ剤として発売されている．また，1994年からは遊離塩基のツロブテロールが吸入剤（エアゾール剤）として臨床に供されているが，気管支喘息発作が頻発しやすい夜中や早朝の治療のため，経皮吸収製剤であるツロブテロールテープ（ホクナリンテープ®）が考案された．ホクナリンテープ®は，図6-15のように支持体，膏体，ライナーから構成されている．

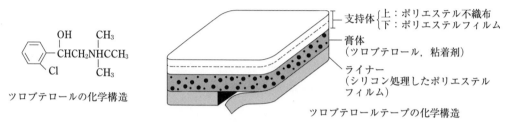

図6-15 ツロブテロールの構造式とツロブテロールテープ（ホクナリンテープ®）の断面図

一般に，呼吸機能にはサーカディアンリズムが存在し，1日のうち深夜から早朝にかけて低下する．気管支喘息ではmorning dipとよばれる呼吸機能の低下が現れ，これによって起こる早朝の発作は患者や介護者に大きな負担となっている．現在，morning dipを抑制するための薬物治療としては，気管支拡張薬が用いられている．なかでも長時間作動型の気管支拡張薬である第3世代の β_2 刺激薬が就寝前に経口投与されることが多いが，一般にその作用持続時間は8〜10時間といわれており，morning dipが発生する早朝には十分な気管支拡張効果を発揮できないことが多かった．そこで，持続的な血中濃度維持と最高血中濃度到達時間を約10時間としたホクナリンテープ®の開発が進められたのである．

図6-16はホクナリンテープ®貼付後の血清中ツロブテロール濃度の時間的推移を表している．健康成人の胸部及び気管支喘息小児患者にツロブテロールテープを貼付し，48時間にわたり血清中ツロブテロール濃度を測定したところ，貼付後11.8〜14.0時間で最高血中濃度に達した．これらの結果に基づいて，臨床試験においてもホクナリンテープ®を就寝前1回の貼付により，morning dipを有意に改善することが明らかとなった．

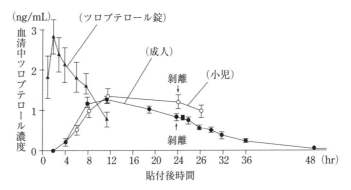

図 6-16　ホクナリンテープ® 貼付後の血清中ツロブテロールテープ濃度の時間的推移
(T. Umematsu *et al.*（1993）*Eur. J. Clin. Pharmacol.*, 44, 361；飯倉洋治ら（1994）医療, 48, 190)

　この他に，乗り物酔いの予防を目的としてスコポラミンの放出制御製剤 Transderm-Scop® を耳介後方部に貼付することも行われている（図 6-17）．スコポラミンは，薬理活性の強い制吐薬であるが，血中濃度の治療域が狭く，経口投与や筋肉注射の場合，眠気や目の毛様筋の麻痺などの副作用がみられるが，本システムを用いると，3 日間にわたって一定速度でスコポラミンを放出することができ，有効性や安全性が高いスコポラミンの投与を達成できる．このように，皮膚から薬物を持続的に吸収させ，全身作用を期待するシステムを**経皮治療システム（transdermal therapeutic system, TTS）**とよぶ．

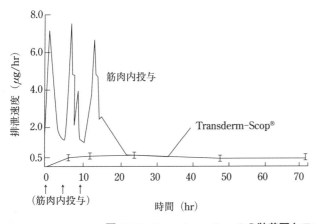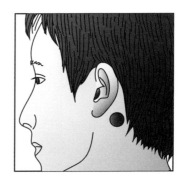

図 6-17　Transderm-Scop® の装着図とスコポラミンの放出特性
(堀了平監修，橋田充編（1997）改訂　図解　夢の薬剤 DDS, 27, 薬業時報社（じほう））

(3) 皮下埋め込み型製剤（リュープリン®）

　LH-RH（luteinizing hormone-releasing hormone 黄体形成ホルモン放出ホルモン）は視床下部でつくられ，脳下垂体に作用して FSH（follicle stimulating hormone 卵胞刺激ホルモン）と LH（黄体形成ホルモン）を分泌させ，その刺激により性腺から性ステロイドホルモンの分泌を促進

し，男性ならテストステロン，女性ならエストラジオールが分泌される．1971年，LH-RHの構造が決定され，10種類のアミノ酸からなるペプチドであることが明らかにされた．この発見をもとに，武田薬品の藤野政彦博士らは，1973年に世界に先駆けてLH-RHの100倍の活性をもつ誘導体（アゴニスト）である**酢酸リュープロレリン**を合成した．

当初，酢酸リュープロレリンは，不妊症の治療薬としての適用が考えられたが，連続投与すると逆に性腺機能が抑制され，性ホルモン分泌が低下することが見い出された．この原因として，脳下垂体のLH-RHレセプターが高活性アゴニストに常時曝されると，レセプターの合成が逆に低下することが明らかとされた．こうした発見を基に性ホルモン依存性の疾患である前立腺がん，子宮内膜症，乳がんの治療薬としての適用が考えられた．

酢酸リュープロレリンはアミノ酸9個からなる分子量1269.47のペプチドで，経口投与しても吸収されない．そこで当初，その水溶液注射剤が前立腺がんの治療薬として発売された．しかし，期待される効果を得るためには本剤を毎日欠かさず注射しなければならないことから，長期徐放性のマイクロスフェアー注射剤の開発が試みられた．

本マイクロスフェアーの基材には平均分子量を約10,000にそろえたポリ乳酸-グリコール酸（PLGA）が用いられている．PLGAは生体内で徐々に分解・吸収される性質をもつ．このようにして得られたマイクロカプセルは図6-18に示すように，平均粒子径20 μmの球形で，体内で長期にわたって酢酸リュープロレリンを一定速度で放出することが知られている（図6-19）．

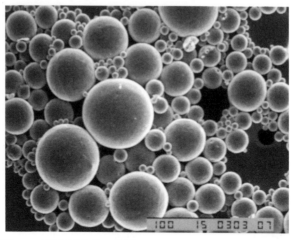

図6-18 ポリ乳酸-グリコール酸共重合体で調製したマイクロスフェアー内に酢酸リュープロレリンを封入した製剤であるリュープリン®の顕微鏡写真
（提供：武田薬品工業）

この製剤は，リュープリン®（武田薬品工業）とよばれ，生体内で徐々に分解し，1～3か月間にわたり薬物を持続放出し，ホルモン依存性のがんである**前立腺がんや子宮内膜症の治療**に有効であることが認められている．

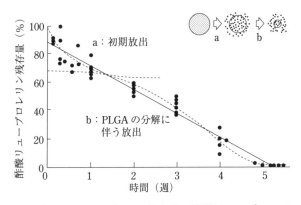

図 6-19　ラット皮下にリュープリン® 投与後の酢酸リュープロレリンの放出性

6-3-3　局所作用発現を目的とした放出制御製剤

(1)　眼粘膜適用製剤

　点眼剤により投与された薬物は，通常涙液による洗い流しや希釈を受け，一部分しか眼粘膜から吸収されないため，薬物を頻回投与する必要がある．しかしながら，頻回投与は患者の負担になるばかりでなく，投与量のコントロールが難しく，投与し過ぎると種々の副作用の原因となる．こうした問題を解決するため，眼粘膜に薬物を長時間持続的に供給できる放出制御製剤オキュサート® が開発されている．この製剤は，図 6-20 のようにソフトコンタクトレンズ様の形状をしており，システムの表面はエチレン-酢酸ビニル共重合体の放出制御膜で覆われ，内部にピロカルピンが封入されている．これを下瞼の内側の結膜嚢に装着すると 1 週間にわたり，一定速度で薬物が放出され，緑内障の治療に優れた効果を発揮する．

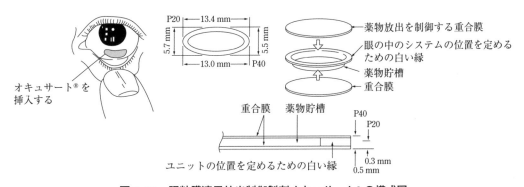

図 6-20　眼粘膜適用放出制御製剤オキュサート® の模式図

(2)　子宮粘膜適用製剤

　子宮内に適用する放出制御型製剤として，図 6-21 に示す T 字型をしたプロゲスタサート® が挙げられる．この製剤は，プロゲステロンを酸化チタンを含むエチレン-酢酸ビニル共重合体中に封入したものであり，薬物の放出はこの共重合体膜の厚さにより調節される．この製剤を子宮内に挿入すると図 6-22 に示すように，1 年以上にわたって一定速度で薬物を放出し，避妊効果を示す．

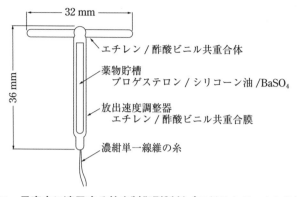

図 6-21　子宮内に適用する放出制御型製剤プロゲスタサート® の模式図

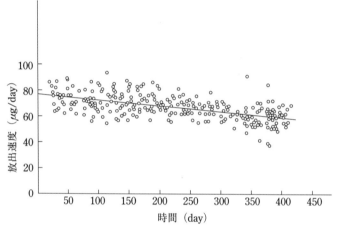

図 6-22　ヒト子宮内に装着したプロゲスタサート® からのプロゲステロンの放出性
(J. Martinez-Manautou (1975) *J. Steroid Biochem*., 6, 689)

(3) 口腔粘膜適用製剤

　局所作用発現を目的とした口腔粘膜適用製剤としてトリアムシノロンアセトニドを主薬とするアフタッチ®（帝人ファーマ）が開発されている．(図 6-23)．この製剤は，薬物を含有する付着層と付着後容易に溶解消失する支持層とからなる 2 層錠であり，付着層に主薬と粘膜付着性高分子であるヒドロキシプロピルセルロース（HPC）とカルボキシビニルポリマーの混合物が配合されている．そのため口腔粘膜に強固に付着し徐々に吸水してゲル状になり，トリアムシノロンアセトニドを患部に持続的に供給し，アフタ性口内炎に優れた治療効果を発揮する．

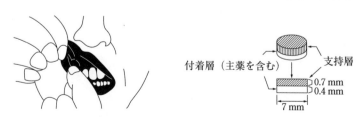

図 6-23　口腔粘膜適用製剤アフタッチ® の形状と適用方法

(4) 鼻粘膜適用製剤

リノコート®（帝人ファーマ）は，鼻過敏症，アレルギー性鼻炎の治療を目的として開発された鼻粘膜付着性カプセル製剤である．この製剤には，主薬としてプロピオン酸ベクロメタゾンと粘膜付着性基剤であるHPCとが含まれており，小型噴霧器を用いて鼻腔内に噴霧吸入させる（図6-24）．HPCにより製剤が鼻粘膜に付着しやすいため，薬物が長時間鼻粘膜上に付着滞留し，1日1回投与で優れた治療効果を発揮する．

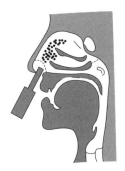

図6-24　鼻粘膜適用製剤リノコート®の模式図

6-3-4　その他の放出制御型製剤

最近では病態時にのみシステムが作動し，薬物が製剤から放出され，正常に戻ると直ちに放出が停止するフィードバック機構を有する製剤（インテリジェント型製剤）が開発されている．図6-25は，インテリジェント型製剤の概念を示しており，例えば熱のある場合にのみ解熱剤が製剤から放出され，平熱になると製剤が温度低下を感知して放出が制御されるようなシステムが考案されている．このようなシステムはまだ実用化には至っていないが，将来的には生体内の薬物濃度や薬理効果をセンサーが感知し，その情報を直ちにフィードバックする放出制御製剤の開発が期待される．

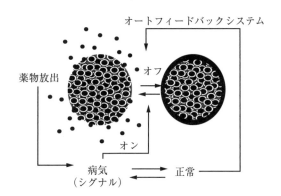

図6-25　オートフィードバック機構を持つインテリジェント型製剤の概念

6-4 薬物の標的指向の制御（ターゲティング）

6-4-1 標的指向化の基盤理論

　一般に，薬物が治療効果を発現するには，投与部位から体内に存在する特定の標的部位に薬物を効率よく移行させることが重要になる．この場合，標的組織以外の部位に移行した薬物は薬効発現に関与しないばかりではなく，しばしば副作用発現の原因になる．したがって，**薬物をなるべく不必要な部位に移行させず，標的部位にのみ選択的に移行させるように制御することが，有効性や安全性の高い薬物治療を行う上できわめて重要である**．例えば，がん化学療法において使用される抗がん薬は，微量できわめて活性が強く，これら抗がん薬を選択的にがん病巣に送達させ，正常細胞へはなるべく移行させないことが望ましい．このように薬物を作用部位に選択的に送達させることを**薬物のターゲティング（targeting）**という．こうしたターゲティングの対象となる生体内部位は，① 特定臓器への分布，② がんや炎症部位など器官内の特定部位への分布，③ レセプターや酵素など細胞内特定部位への分布の3段階のレベルに分類され，それぞれ1次，2次，3次のターゲティングとよばれる．図6-26には，こうした薬物のターゲティングのレベルを模式化して示している．

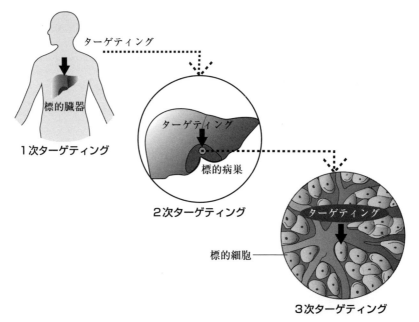

図6-26　薬物の標的指向化（ターゲティング）のレベルの模式化

6-4-2 薬物運搬体

薬物ターゲティングを達成するためには，通常，標的部位に何らかの親和性を有する**薬物運搬体（キャリアー）**を利用することが多い．図6-27は，薬物運搬体を利用した薬物ターゲティングの基本的な概念を図式化したものである．薬物単独で投与した場合，薬物は標的部位のみならず一般臓器にも分布するため，十分な治療効果が得られず一般臓器において副作用を発現する．これに対し，薬物運搬体を用いると薬物は標的部位に選択的に移行し，十分な治療効果をあげることができるとともに，一般臓器における副作用を軽減できる．こうした薬物運搬体には種々のものがみられるが，一般的には表6-5に示したように，分子性運搬体，微粒子性運搬体，生物由来の運搬体の3種類に分類できる．

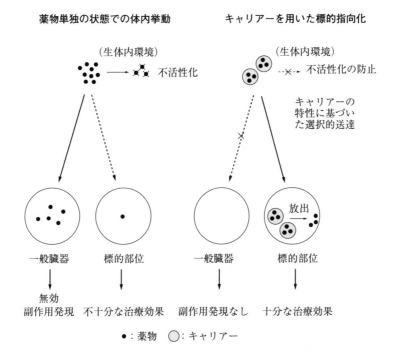

図6-27 薬物運搬体を利用した薬物ターゲティングの基本的な概念

表6-5 薬物運搬体の分類

分 類	運搬体となる物質	実 例
分子性運搬体	低分子物質	脂溶性低分子
	高分子物質	天然高分子/アルブミン, デキストラン 合成高分子/ポリアミノ酸, ピラン共重合体, 　　　　　ポリエチレングリコール
微粒子性運搬体	高分子 マトリックス	天然高分子からなる微粒子 　アルブミンマイクロスフェアー 　ゼラチンマイクロスフェアー 　デンプンマイクロスフェアー 合成高分子からなる微粒子 　エチルセルロースマイクロカプセル 　ポリアルキルシアノアクリレートマイクロスフェアー
	脂質微粒子	リポソーム エマルション リピッドマイクロスフェアー
生物由来の運搬体	細胞	赤血球, 白血球
	リポタンパク	低密度リポタンパク質(LDL), キロミクロン
	生体高分子	抗体, レクチン
	ホルモン	ペプチドホルモン

(堀了平監修, 橋田充編(1997) 改訂 図解 夢の薬剤 DDS, 59, 薬業時報社(じほう))

(1) 分子性運搬体

　分子性運搬体には, 低分子性と高分子性のものがあるが, このうち低分子物質は生体内で自由に拡散し, 全身に一様に分布するため, 標的部位のみに選択的に薬物を送達することは期待できない. これに対し, 高分子物質の生体内移行は種々の生体内のバリアーにより妨げられるため, 臓器分布は一様にならない. したがって, こうした高分子物質の特性をうまく利用することにより, 薬物の標的指向化を達成することができる. 現在のところ, 各種機能を有する高分子物質が分子性の薬物運搬体として利用されている.

　図6-28は, タンパク性抗がん薬ネオカルチノスタチン（NCS：分子量12,000）にスチレンマレイン酸のコポリマー（SMA：分子量1,600～2,000）を共有結合させた**高分子化抗がん薬 SMANCS**の構造模式図を示したものである. この新規化合物は, 元のNCSに比べ疎水性が増大しており, 細胞結合および細胞内取り込み速度がきわめて速い. したがって, *in vitro*における短時間の殺細胞効果は, NCSに比較して5～10倍高い活性を示す. また*in vivo*においても腫瘍およびリンパ組織への集積が高く, 油性リンパ造影剤リピオドールに溶かし動注することにより腫瘍へのターゲティングが可能となり, 顕著な治療効果が得られる.

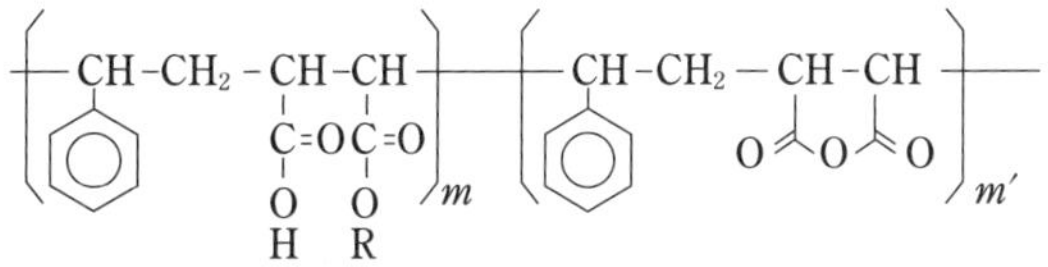

$m, m' \leqq 1$ [R = H, CH_3, C_2H_5, C_4H_9……]　　SMA

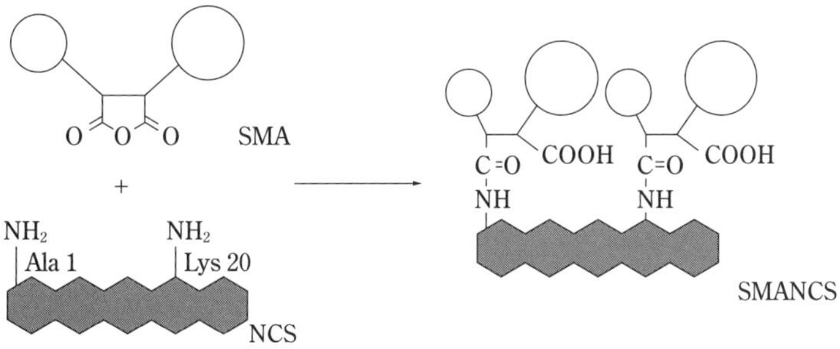

図 6-28　タンパク性抗がん薬ネオカルチノスタチンにスチレンマレイン酸のコポリマーを共有結合させた高分子化抗がん薬 SMANCS の構造模式図

また高分子物質が投与部位に長時間滞留する性質を利用するため，抗がん薬であるマイトマイシン C にデキストランを結合させた高分子化プロドラッグを合成し，がん治療に応用しようとする試みがなされている（図 6-29）．すなわち，この結合体を腫瘍局所に注入すると，腫瘍部位で徐々にマイトマイシン C が遊離され，優れた持続効果がみられる．また結合体の吸収がリンパ系を介して起こるため，所属リンパ節を経由するがんの転移に対して有効な治療効果が得られる．

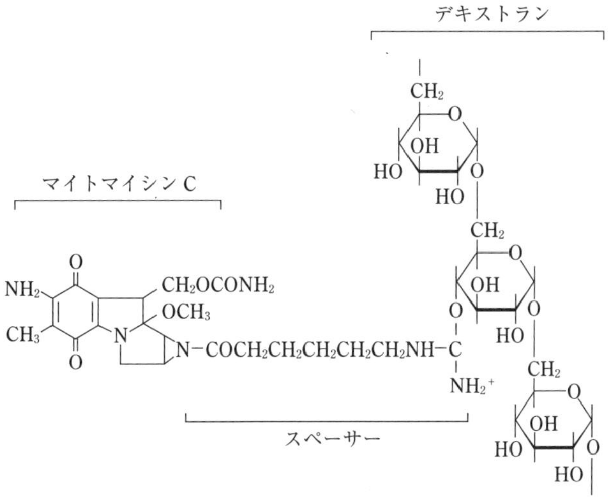

図 6-29　抗がん薬マイトマイシン C にデキストランを結合させた高分子化プロドラッグ

(2) 微粒子性運搬体

微粒子性運搬体には，エマルション，リポソーム，マイクロカプセル，マイクロスフェアーなどがあげられる．これら微粒子性運搬体の特長は，分子性運搬体の場合と異なり，薬物分子内に特定の官能基を必要とせず原則的にはいずれの薬物にも適用可能であり，調製も比較的簡便であることがあげられる．

1) エマルション

エマルションは，水と油の一方を他方中に乳化剤を用いて分散させたものであり，水中油（O/W）型，油中水（W/O）型，水中油中水（W/O/W）型の多相型などさまざまなタイプのものがある（図6-30）．最近，各種抗がん薬をW/O型エマルションに封入し，薬物を選択的に所属リンパ節に送達することが試みられている．すなわち，抗がん薬は水溶性で低分子のものが多く，通常そのまま水溶液の形で投与してもほとんどリンパ系に移行しないが，これら抗がん薬をエマルションなどの油滴に封入してやれば，この油滴が組織間隙からリンパ系へ移行する性質を有するため，薬物を選択的にリンパ系に移行させることができる．またW/O型エマルションをさらに安定化するため，内部水相をゼラチンのゲルからなる微粒子とした油中微粒子（S/O）型エマルションも開発されている．

2) リポソーム

リン脂質を主成分とする脂質二分子膜で構成されるリポソームは，脂質相と水相の両方の相を有しているため，水溶性および脂溶性いずれの薬物も包含することができる（図6-31）．したがって，各種薬物の担体として利用されているが，一般にリポソームを静脈内に投与するとその粒子サイズにより大部分が肝臓や脾臓などの網内系に取り込まれてしまい，標的部位に送達させることが難しい．そこで最近では，リポソームの膜表面をモノクローナル抗体，レクチン，多糖類で修飾し，内包した薬物を標的組織に選択的に移行させようとする試みが数多く報告されている．

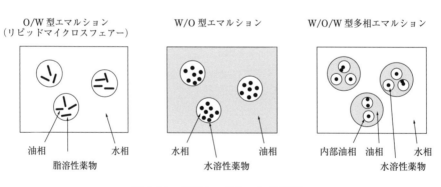

図6-30　各種エマルションの構造

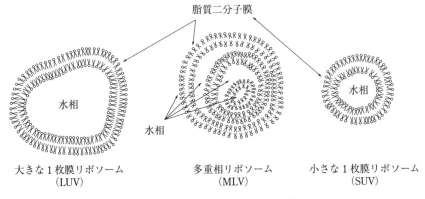

図 6-31　各種リポソームの構造

　また，脂質組成を工夫することにより，温度やpHに応答して包含した薬物を放出できるリポソームも開発されており，がんの治療などに応用されている．すなわち，包含された薬物のリポソームからの放出は，リポソームの種類，サイズ，用いるリン脂質の組成などによって変化するが，このうち，ジパルミトイルホスファチジルコリン：ジパルミトイルホスファチジルグリセロール＝4：1からなるリポソームは，42℃付近に相転移点を有し，この温度以上になると急激に内部の薬物を放出する．したがって，このリポソームに抗がん薬を封入し，静脈内投与した後，がん病巣を温めてやるとこの部位において特異的に薬物が放出され，がんの治療に優れた効果を発揮する．このようなリポソームを**熱感受性リポソーム**とよぶ．

　図6-32は，熱感受性リポソームを用いたがんの治療の概念図を示しており，あらかじめ抗がん薬を含有した熱感受性リポソームを投与し，図のようにがんの部位のみを外部から温めてやるとがんの部位のみで抗がん薬の放出が期待でき，がんの治療に有効である．またがんはもともと熱に弱い性質があり，温熱療法が臨床で用いられているが，がんに熱を与えるとこうした熱による直接的な抗腫瘍効果も期待できる．さらに，がんや炎症部位は正常の組織に比較してpHが低いことが多く，この現象を利用して病巣部位の低いpHで選択的に薬物を放出するpH感受性リポソームも開発されている．

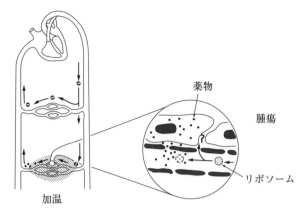

図 6-32　熱感受性リポソームを用いたがんの治療の概念図
(J. N. Weinstein & L. D. Leserman (1984) *Pharmacol. Ther.*, 24, 207)

3) マイクロカプセル

　一般にがん細胞が増殖するには，細胞増殖に必要な栄養をその支配血管から供給されることが必要になる．したがって，がん細胞に栄養を供給している支配血管の血流を遮断してやれば，がん細胞の増殖を抑制することができる．こうした観点から抗がん薬マイトマイシンCを封入したマイクロカプセルを肝臓のがん病巣を支配する動脈から直接注入し，動脈をマイクロカプセルで塞栓し，がん細胞の栄養を遮断するとともに，塞栓したマイクロカプセルから徐々にマイトマイシンCを放出させる方法が試みられている（図6-33）．この方法を**化学塞栓療法（chemoembolization）**とよび，肝がんなどの治療に応用されている．

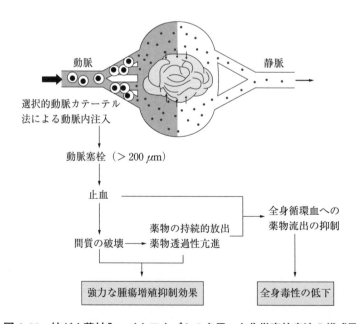

図 6-33　抗がん薬封入マイクロカプセルを用いた化学塞栓療法の模式図

4）リピッドマイクロスフェアー

　リピッドマイクロスフェアーは，**O/W 型エマルションの一種で，リン脂質を乳化剤に用い，水相中に大豆油を分散させて調製したもの**であり，従来から栄養補給用の脂肪乳剤として臨床応用されているものである（図6-34）．このスフェアーは平均粒子径約 $0.2\ \mu m$ の比較的安定な微粒子であり，生体内に静脈内投与すると炎症部位や動脈硬化病変部に高濃度に集積する．最近，この特性を利用してインドメタシン，プロスタグランジン，ステロイドなどを封入したリピッドマイクロスフェアーを調製し，これら薬物を標的部位に選択的に送達させる試みがなされており，すでに一部のものは臨床応用もなされている．図6-35は，カラゲニンにより片足に炎症を起こしたラットにパルミチン酸デキサメタゾン含有リピッドマイクロスフェアーを静脈内投与後の薬物移行を示している．図より明らかなように，パルミチン酸デキサメタゾンは，正常な足に比べ炎症を起こした足に選択的に移行していることがわかる．

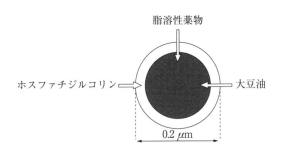

図6-34　リピッドマイクロスフェアーの構造

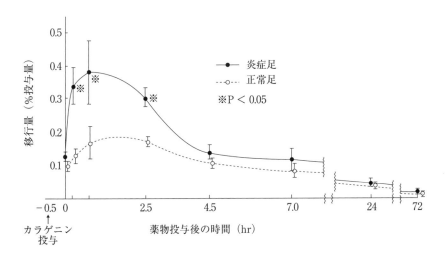

図6-35　カラゲニンにより片足に炎症を起こしたラットにパルミチン酸デキサメタゾン含有リピッドマイクロスフェアーを静脈内投与後の薬物移行
　　　　（水島裕ほか編（1983）ターゲティング療法，156，図4，医薬ジャーナル社）

(3) 生物由来の運搬体

生物由来の運搬体には，表6-5に示したように赤血球，白血球，リポタンパク，抗体，レクチンなどがある．これら運搬体は，本来生体内に存在する物質が多く，この点で他の運搬体よりも利用しやすいと思われる．こうした各種生物由来の運搬体のうち，抗体は生体内できわめて特異的に抗原と反応することから選択性の高い薬物運搬体として薬物ターゲティングに利用されている．また，近年細胞融合技術の進歩により大量のモノクローナル抗体の入手が容易になり，薬物，特に抗がん薬とモノクローナル抗体結合体が合成され，ミサイル療法として臨床応用が試みられている．

具体的には，ヒト大腸がんに対するモノクローナル抗体A7に，マイトマイシンCまたはneocarzinostatin (NCS) に化学的に結合させた**抗体-抗がん薬結合体**を合成し，がんの治療に応用した例があげられる（図6-36）．まず，*in vitro* 大腸がん培養細胞系を用いた実験において，これら結合体は抗がん薬単独の場合に比べ，すぐれた殺細胞効果を示した．また *in vivo* におけるヌードマウスに移植したヒト大腸がんを用いた実験系に対しても抗がん薬単独よりも明らかに高い抗腫瘍活性が認められた．さらにA7-NCSは大腸がん肝転移がみられる患者にも適用され，19例中4例で腫瘍の縮小効果が得られている．

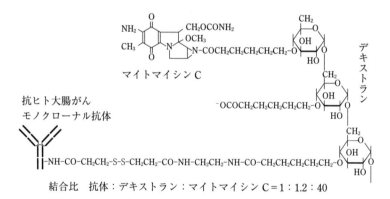

図6-36　モノクローナル抗体A7にマイトマイシンCを化学結合させた抗体-抗がん薬結合体

(4) その他の薬物運搬体

この他に磁性を帯びたマイクロスフェアーに抗がん薬を封入し，外部の磁場によりこのマイクロスフェアーをがん病巣に選択的に集積させる試みもなされている．

6-5　要点（キーポイント）

(1) ドラッグデリバリーシステム（drug delivery system, DDS, 薬物送達システム）の定義

薬物を人体に適用する際，新しい投与方法や投与形態を開発し，薬物の生体内動態を変化

させ，薬物のもつ薬効を最大限かつ安全に発揮させようとする試みがなされている．このような考え方のもとに薬物投与の最適化を目的として設計される新しい投与システムのことを**ドラッグデリバリーシステム（drug delivery system, DDS, 薬物送達システム）** とよぶ．

製薬企業において DDS 技術が重要視されている背景には，以下の 3 つの要因がある．
① 新薬開発リスクの増大
② 既存医薬品の製品寿命の延長策（product life cycle management（PLCM））
③ 新しいタイプの薬物の登場

また，DDS で取り扱われる薬物体内挙動の制御の手法は，1）薬物吸収過程の制御，2）薬物放出の制御，3）標的指向の制御の 3 分野に分類できる．

(2) 薬物吸収過程の制御

薬物のなかには水溶性が高く，高分子量の薬物や消化管や肝臓で分解されやすいものがみられ，これら難吸収性薬物の吸収を改善することは DDS の重要な分野の 1 つである．また，難吸収性薬物には，水溶性の高い抗生物質や高分子でなおかつ投与部位において分解されやすいペプチド・タンパク性医薬品があげられる．

これら薬物の吸収を改善する方法には，以下の 4 つの方法が挙げられる．
1) 吸収促進剤やタンパク分解酵素阻害剤などの製剤添加物の利用
    吸収促進剤の定義
    　一般に，難吸収性薬物の吸収を改善するためには，消化管やその他の吸収部位におけるこれらの薬物の粘膜透過性を一過性に上昇させる添加物を利用する場合が多い．こうした作用を有する添加物を総称して**吸収促進剤**とよぶ．
2) 薬物の分子構造修飾（プロドラッグ，アナログ）
    プロドラッグの定義
    　薬物が有する種々の欠点を改善するため，その薬物の分子構造を一部修飾したもので，体内に入って修飾目的を達成した後，化学的あるいは酵素的に元の薬物（parent drug）に復元されて薬理活性を発現する化合物を**プロドラッグ**とよぶ．
3) 薬物の剤形修飾（エマルション，リポソーム，マイクロカプセル，マイクロスフェアー，キトサンカプセルなど）
4) 薬物の新規投与経路（鼻，口腔，肺，眼，腟，直腸など）の開発
    　最近，経口投与で吸収されない薬物に対し，鼻，口腔，肺，眼，腟，直腸などの各種粘膜吸収経路から薬物を吸収させようとする試みがあり注目されている．

(3) 薬物放出の制御

それぞれの薬物に対して作用部位に望ましい量や速度で薬物を供給し理想的な薬物治療を達成するため，各種放出制御製剤の開発が進められている．放出制御製剤は，大別すると全身作用発現を目的とした製剤と局所作用発現を目的とした製剤に分類できる．

全身作用発現を目的とした放出制御製剤には，消化管に適用するオロス®，皮膚に適用するニトログリセリン製剤（Transderm-Nitro®, Nitro-Dur®, Nitrodisc®），ホクナリンテープ®，

皮下埋め込み型製剤のリュープリン®などがあげられる．

　局所作用発現を目的とした放出制御製剤には，眼粘膜に適用するオキュサート®，子宮内に投与するプロゲスタサート®，口腔粘膜に適用するアフタッチ®，鼻粘膜適用製剤のリノコート®などがあげられる．

　また，最も精密な放出制御製剤として，将来，生体内の薬物濃度や薬理効果を測定し，その情報をフィードバックするセンサーを用いた放出制御製剤の開発が期待される．

(4) 薬物の標的指向の制御

　薬物を作用部位に選択的に送達させることを薬物の標的指向化（targeting）とよび，DDSの3つの機能のなかでも中心的な概念の1つである．

　薬物ターゲティングを達成するためには，通常標的部位に何らかの親和性を有する**薬物運搬体（キャリアー）**を利用することが多い．

　薬物運搬体は分子性運搬体，微粒子性運搬体，生物由来の運搬体の3種類に分類できる．分子性運搬体の例には，SMANCS，マイトマイシン C-デキストラン結合体などが，微粒子性運搬体にはエマルション，リポソーム（熱感受性リポソーム），マイクロカプセル，リピッドマイクロスフェアーなどが，また，生物由来の運搬体には抗体（モノクローナル抗体）の利用などが挙げられるが，これら運搬体はそれぞれの目的に応じて薬物ターゲティングに利用されている．

6-6　第6章　章末問題

問 6.1　ドラッグデリバリーシステム（吸収過程の制御）に関する記述のうち，正しいものの組合せはどれか．

a. 吸収促進剤が必要な薬物としては，膜透過が困難な高分子薬物や水溶性の高い薬物が挙げられる．
b. アンピシリンの吸収改善のためには，タンパク分解酵素阻害剤の併用が重要である．
c. プロドラッグはそれ自身でも薬理効果を示すが，体内においてさらに活性の高い化合物に変換して薬理効果を発現する．
d. ピバンピシリンはアンピシリンのプロドラッグであるが，そのプロドラッグ化の目的は消化管での安定性改善である．
e. インスリンをキトサンカプセルに封入すると消化管吸収性が改善できる可能性がある．

```
1 (a, b)    2 (a, c)    3 (a, d)    4 (a, e)    5 (b, c)    6 (b, d)
7 (b, e)    8 (c, d)    9 (c, e)   10 (d, e)
```

問 6.2 ドラッグデリバリーシステム（薬物の放出制御）に関する記述のうち，正しいものの組合せはどれか．

a. 薬物の血漿中濃度をなるべく高く維持するために，各種放出制御製剤が用いられている．
b. オキュサート®は，眼粘膜に適用する放出制御製剤であり，コンタクトレンズ様の製剤からピロキシカムを一定の速度で放出することから緑内障の治療に有効である．
c. リュープリン®は，LH-RH 誘導体であるリュープロレリンをポリ乳酸-グリコール酸のマイクロカプセルに封入したもので，前立腺がんや子宮内膜症に適用される製剤である．
d. リノコート®は，プロピオン酸ベクロメタゾンを主薬とするアレルギー性鼻炎の治療薬を封入した製剤である．
e. プロゲスタサート®は，腟粘膜に適用する放出制御製剤であり，U字型の製剤からプロゲステロンを一定の速度で1か月間放出することから避妊に有効である．

1（a, b）　2（a, c）　3（a, d）　4（a, e）　5（b, c）　6（b, d）
7（b, e）　8（c, d）　9（c, e）　10（d, e）

問 6.3 ドラッグデリバリーシステム（薬物の標的指向化）に関する記述の正誤について，正しい組合せはどれか．

a. 薬物運搬体には，分子性，微粒子性および生物由来の運搬体がある．このうち，エマルションは分子性運搬体に分類できる．
b. 抗がん薬マイトマイシンCにデキストランを結合させるとリンパ節への移行性も改善でき，がん転移の抑制にも有用である．
c. リポソームは，脂質二分子膜からなる閉鎖小胞で，脂質相および水相の両方の相を有しているため，脂溶性および水溶性いずれも薬物も包含することができる．
d. 大豆油とレシチンで調製した脂肪乳剤（リピッドマイクロスフェアー）は，がん細胞への薬物標的化に用いられている．

	a	b	c	d
1	正	正	正	誤
2	正	正	誤	正
3	正	誤	正	誤
4	正	誤	誤	誤
5	誤	正	正	正
6	誤	正	正	誤
7	誤	誤	正	正
8	誤	誤	誤	正

解 答

問 6.1： 4　　問 6.2： 8　　問 6.3： 6

解 説

問 6.1

b. アンピシリンは消化管で不安定なために吸収が悪いのではなく，膜透過性が悪いため，タンパク分解酵素阻害剤を併用しても効果は期待できない．

c. プロドラッグはそれ自身では薬理効果を示さず，体内において親薬物に変換して初めて薬理効果を発現する．

d. ピバンピシリンはアンピシリンのプロドラッグであるが，そのプロドラッグ化の目的は消化管吸収性の改善である．

問 6.2

a. 薬物の血漿中濃度をなるべく治療域に長時間維持するために，各種放出制御製剤が用いられている．

b. オキュサート®は，眼粘膜に適用する放出制御製剤であり，コンタクトレンズ様の製剤からピロカルピンを一定の速度で放出することから緑内障の治療に有効である．

e. プロゲスタサート®は，腟粘膜に適用する放出制御製剤であり，T字型の製剤からプロゲステロンを一定の速度で1年間放出することから避妊に有効である．

問 6.3

a. 薬物運搬体には，分子性，微粒子性および生物由来の運搬体がある．このうち，エマルションは微粒子性運搬体に分類できる．

d. 大豆油とレシチンで調製した脂肪乳剤（リピッドマイクロスフェアー）は，炎症への薬物標的化に用いられている．

【参考書一覧】

本書の執筆に当たり，以下の書籍を参考にさせて頂いたので，参考書一覧として列挙する．

(出版年号順)

1) 村田敏郎，有田隆一編（1982）生物薬剤学 第2版，南江堂
2) 水島 裕，谷内 昭，瀬﨑 仁編（1985）ターゲティング療法，医薬ジャーナル社
3) 瀬﨑 仁編（1986）ドラッグデリバリーシステム 第1版，南江堂
4) 伊賀立二，奥村勝彦編（1989）生物薬剤学－最近の進歩 第1版，薬業時報社
5) 瀬﨑 仁編（1989）医薬品の開発13巻 薬物送達法 第1版，廣川書店
6) 宮崎正三，川口健夫，森本雍憲，関川 彬，灘井種一，山下伸二，相本太刀夫，杉林堅次，従二和彦著（1990）新しい図解薬剤学 第1版，南山堂
7) 堀 了平監修，橋田 充編（1991）図解夢の薬剤DDS 第1版，薬業時報社
8) 粟津莊司，小泉 保編（1991）最新生物薬剤学 第1版，南江堂
9) 橋田 充，高倉喜信著（1994）生体内薬物送達学 第1版，産業図書
10) 橋田 充著（1995）新バイオサイエンスシリーズ ドラッグデリバリーシステム－創薬と治療への新たなる挑戦－ 第1版，化学同人
11) 堀 了平監修，橋田 充編（1997）改訂 図解夢の薬剤DDS，薬業時報社
12) 永井恒司，中垣正幸，米谷芳枝編（1998）薬学教科書シリーズ ハイブリッド薬剤学 第1版，丸善
13) 南原利夫監修（1999）ミクス薬学シリーズ⑥ 生物薬剤学 第1版，ミクス
14) 髙橋俊雄，橋田 充編（1999）今日のDDS・薬物送達システム，医薬ジャーナル社
15) 杉山雄一，山本恵司編（2000）総合製剤学，南山堂
16) 後藤 茂監修，金尾善治，森本一洋編（2001）パワーブック生物薬剤学 第1版，廣川書店
17) 林 正弘，谷川原祐介編（2001）生物薬剤学 第1版，南江堂
18) 辻 彰編（2002）新薬剤学，南江堂
19) 金尾義治著（2002）進化する薬物治療 DDS最前線 第1版，廣川書店
20) 粟津莊司，川島嘉明，乾 賢一編（2002）最新薬剤学 第8版，廣川書店
21) 森本雍憲，従二和彦，小林大介，竹内由和，福島昭二，宮崎正三，関川 彬，山下伸二，夏目秀視，西田孝洋，杉林堅次，長谷川高明，灘井雅行著（2003）新しい図解薬剤学 第3版，南山堂
22) 辻 彰編（2003）わかりやすい生物薬剤学 第3版，廣川書店
23) 加藤隆一著（2003）臨床薬物動態学－臨床薬理学・薬物療法の基礎として－ 第3版，南江堂
24) 社団法人日本薬学会編（2005）スタンダード薬学シリーズ6 薬と疾病Ⅰ．薬の効くプロセス 第1版，東京化学同人
25) 林 正弘，谷川原祐介編（2007）生物薬剤学 第2版，南江堂
26) 瀬﨑 仁，木村聰城郎，橋田 充編（2007）薬剤学 第4版，廣川書店
27) 山本 昌編（2009）演習で理解する生物薬剤学 第1版，廣川書店
28) 橋田 充監修，高倉喜信編（2010）図解で学ぶDDS，じほう

29) 山本　昌編（2011）生物薬剤学－薬の生体内運命－，朝倉書店
30) 原島秀吉編（2011）新薬剤学 改訂第3版，南江堂
31) 山本　昌編（2011）ペプチド・タンパク性医薬品の新規DDS製剤の開発と応用，メディカルドゥ
32) 四ツ栁智久，檀上和美，山本　昌編（2012）製剤学 第6版，南江堂
33) 山本　昌監修（2012）難吸収性薬物の吸収性改善と新規投与製剤の開発，シーエムシー出版
34) 渡辺善照，芳賀　信編（2012）標準薬剤学－医療の担い手としての薬剤師をめざして－ 第3版，南江堂
35) 山本　昌監修（2013）非経口投与製剤の開発と応用，シーエムシー出版

索　引

あ

アシル化インスリン	123
アスピリン	44
アセチル抱合	86
アセトアミノフェン単独投与	25
アセトアミノフェンの消化管吸収速度	25
アゾ基	85
アドメ	2
アナログ	122, 123
アミド化合物	85
アミノグリコシド系抗生物質	28
アミノ酸	43, 83, 100, 103
アミノ酸抱合	86
アミノ酸輸送担体	100
アミノピリン	31, 99
アミノ β-ラクタム系抗生物質	28
アルコール	21
アルコールの酸化	83
アルコール類	47
アルブミン	64, 65, 98, 108
アルミニウム	23
アレルギー性鼻炎治療薬	34
アンピシリン	44, 122, 123
α_1-酸性糖タンパク質	65

い

胃	23
イオントフォレシス	47, 50
胃からの薬物吸収	10
イソプロテレノール	90
一酸化窒素	120
胃内容排出時間	10
胃内容排出速度	10, 21, 24
イヌリン	98, 103, 108
胃の構造，生理機能	10
イミプラミン	21
飲細胞作用	6
インスリン	33, 74, 122, 123, 126
インスリン吸入製剤	41
インスリンの消化管粘膜透過性	120
インテリジェント型製剤	137
インドシアニングリーン	106
インドメタシン	44, 145

う

ウナギカルシトニン	128
ウワバインの消化管吸収性	27

え

エアゾール剤	40, 132
栄養物質	43
エステル化合物	85
エストラジオール	134
エチルアンモニウム	108
エチレン-酢酸ビニル共重合体の放出制御膜	135
エポキシドの水和	86
エマルション	142
塩基性薬物	16
エンケファリン	122
塩酸ツロブテロール	132
エンドサイトーシス	6
L-ドーパ	74

お

黄体形成ホルモン	133
黄体形成ホルモン放出ホルモン	133
オキシフェンブタゾン	68
オキシフェンブタゾンの併用	68

か

会合定数	66
外的要因	87
界面活性剤	21
界面活性剤の作用	21
界面活性剤類	47
解離定数	108
解離度	15
化学塞栓療法	144
角質層	45
加水分解	83, 85
下直腸動脈	43
カナマイシン	28
カプリン酸ナトリウム	44, 122
カプリン酸ナトリウム併用	44
カプロイル誘導体	123
カプロン酸	123
カラゲニン	145
カルシウムイオン	23
カルシトニン	33, 128
カルボキシビニルポリマーの混合物	136
カルボニル基	85
カルボン酸色素	107
肝移行過程	106
還元	83
還元反応	85
肝細胞	107
肝細胞膜	106
肝初回通過効果	32
肝臓	43, 64, 81
眼粘膜適用製剤	135
Ca 拮抗薬	27

き

気管支拡張薬	132
喫煙	89
基底膜	64
キトサン	126
キトサンカプセル	126
キニジン	27, 103
逆数プロット	66
キャリアー	139
吸収促進剤	44, 120
吸収促進剤の利用	47
吸収と分泌	13
吸収部位の構造	12
吸入剤	132
強心配糖体	107
強心配糖体の肺吸収性	39
局所作用発現	135
極性	108
極性基	108
キレート形成	23
近位尿細管	101
筋肉内注射	54

く

クリアランス比	104
グリココール酸	33
グリココール酸ナトリウム	128
グリセオフルビン	19, 24, 89
グルクロン酸	83
グルクロン酸抱合	86
グルクロン酸抱合体	107
グルコース	100, 103, 108
グルコース輸送担体	100
グルタチオン抱合	86

グルテチミド		89
クレアチニン		103
グレープフルーツジュース		87
クロラムフェニコール		20
クロロフェノールレッド		39
Kupffer 細胞		64

け

経口適用製剤	130
経口適用放出制御製剤	130
経口投与	29
経口投与製剤	18
経肺吸収	37
経皮吸収	45
経鼻吸収	30, 32
経皮吸収促進剤	47
経皮治療システム	133
経皮適用製剤	131
血液-胎盤関門	75
血液-脳関門	34, 73
血液-脳脊髄液関門	73
血球	65
結合定数	66
血色素の分解物	105
血漿タンパク結合	66, 67
血漿タンパク質	65, 98
血漿内薬物濃度	104
血流	26
血流速度	62
血流量	62
ゲンタマイシン	28

こ

抗ウイルス薬	88
抗炎症剤	44
抗がん薬	27, 43, 45, 49, 88, 146
抗凝固剤	89
口腔粘膜吸収	34
口腔粘膜適用製剤	37, 136
口腔粘膜の構造	34
膠質浸透圧	97
高脂溶性弱電解質	108
抗生物質の吸収性	28
酵素誘導	89
抗体	119
抗体-抗がん薬結合体	146
高分子化抗がん薬	140
高分子化プロドラッグ	141
高分子バイオ医薬品	119
高分子物質の経皮送達	50
高分子薬物	74
骨髄	64
コレステロール	105, 108

さ

剤形修飾	126
細孔	4
最大輸送速度	5
サイトカイン	119
細胞間経路	13
細胞内経路	13
酢酸リュープロレリン	134
刷子縁膜	12, 27, 100
サリチルアミド	20, 45, 122
サリチル酸	31, 99
サリチル酸の吸収性	36
サリチル酸類	47
酸化	83
酸化反応	83
酸性薬物	16

し

色素	107
ジギトキシン	27
糸球体ろ過	97
糸球体ろ過速度	98, 104
子宮内膜症	134
子宮粘膜適用製剤	135
シクラシリン	28, 101
シクロスポリン	27
シクロデキストリン	22
ジクロフェナク	44
ジゴキシン	27
脂質-界面活性剤混合ミセル	128
脂質二重層	14
シトクロム P-450	81
ジパルミトイルフォスファチジルコリン	37
ジヒドロピリミジンデヒドロゲナーゼ	88
ジフェニルヒダントイン	89
ジペプチド	100
弱塩基性薬物	15
弱酸性薬物	15
絨毛	11, 12
種差	108, 109
受動輸送	4, 106
受容体介在性エンドサイトーシス	74
消化管	9
消化管以外の経路	29
消化管吸収	9
消化管上皮細胞	13
消化管内での安定性	20
消化管の構造	23
消化管の粘膜構造	11
消化管の pH	24
小孔	64
錠剤	132
硝酸イソソルビド	131
脂溶性	14, 108
脂溶性薬物	21
小腸	23, 43
小腸からの薬物吸収	11, 22
小腸上皮細胞	27
小腸粘膜の表面構造	11
小腸の構造，生理機能	11
上直腸動脈	43
小胞体	81
静脈内注射	54
初回通過効果	12, 43, 93
食細胞作用	6
食事の摂取	21
食物	21
ショ糖	108
新規投与経路の開発	128
腎クリアランス	104
腎髄質	96
腎臓の構造	95
腎排泄	95
腎排泄機構	97, 103
真皮	46
腎皮質	96
新薬の開発	118
CYP の分類	82

す

水溶性薬物	21
スコポラミン	133
スチレンマレイン酸	140
ステロイド	145
ストレプトキナーゼ	37
ストレプトマイシン	28
スパルフロキサシン	23
スフェアー	145
スルファグアニジン	21
スルファジメトキシン	21
スルホン酸色素	107
Scatchard プロット	66

せ

製剤添加物の利用	120
制酸剤	21, 23
性ステロイドホルモン	133
生体内動態	2
生体内のホルモン	119
生体膜	3
生体膜の構造	3
製品寿命の延長策	118
生物薬剤学	1

生物由来の運搬体	146	タンパク分解酵素	12	**な**		
生理活性ペプチド	33	タンパク分解酵素阻害剤	122	内在タンパク質	3	
舌下錠	37	**ち**		内的要因	87	
セファレキシン	28, 101	チアミン	123	内皮細胞層	64	
セフキゾキシム	44, 122	チオペンタール	76	ナファレリン	34	
セフラジン	28	置換基	108	ナフトキシ乳酸	90	
前立腺がん	134	置換現象	67	ナロキソン	32	
そ		注射	29	難吸収性薬物	120	
臓器間の違い	63	注射からの薬物の吸収	54	難吸収性薬物の吸収改善	121	
促進拡散	5	中性化合物	108	**に**		
側底膜	12	中性物質	106	ニカルジピン	32	
ソノフォレシス	47, 51	中直腸動脈	43	ニトロ基	85	
ソリブジン	88	腸肝循環	105	ニトログリセリン	45, 131	
た		腸溶性コーティング	126	ニフェジピン	27	
第Ⅰ相反応	83	直腸吸収	41	ニューキノロン系の抗菌剤	23	
第Ⅱ相反応	83	直腸投与	41	尿細管再吸収の機構	99	
第三級アミン	107	直腸に適用される薬物	44	尿細管での再吸収	99	
胎児への移行	75	直腸粘膜	42	尿細管の構造	99	
代謝	95, 108	直腸の構造	41	尿細管分泌	101	
代謝酵素	81	**つ**		尿素	108	
代謝阻害	87	ツボクラリン	76	尿中排泄薬物量	104	
代謝阻害剤	87	ツロブテロール	132	尿中薬物濃度	104	
代謝促進	89	ツロブテロールテープ	132	**ね**		
耐性	89	**て**		ネオカルチノスタチン	140	
大腸	23	低分子性薬物	119	熱感受性リポソーム	143	
大腸からの薬物吸収	12	デキストラン	98, 141	ネフロンの機能	103	
大腸がん	146	テストステロン	32, 134	ネフロンの構造と機能	96	
大腸の構造と生理機能	12	デスモプレシン	34	粘液	24	
胎盤	75	テトラクロロジフェニルエタン	89	**の**		
第四級アンモニウム	107	テトラサイクリン	23	脳移行	71	
ダウノルビシン	27	テトラサイクリン類	107	脳脊髄液	34, 71	
タウロコール酸ナトリウム	22	電荷	98	脳脊髄液-脳関門	73	
タクロリムス	27	電解質	95	脳組織移行機構	73	
ターゲティング	138	添加物	21	能動輸送	5, 43, 100, 106	
多剤耐性	74	**と**		1次性能動輸送	6	
脱アセチル	85	透過バリアー	46	2次性能動輸送	6	
脱アルキル化	84	糖タンパク質	24	脳の構造	71	
胆汁	24	投与経路	90	ノルフロキサシン	23	
胆汁酸	24, 107	糖類	43	ノンコンプライアンス	129	
胆汁中排泄	108	ドキソルビシン	27	Noyes-Whitney 式	18	
胆汁中への移行	107	特殊臓器	71	**は**		
胆汁の主な成分	106	ドライシロップ剤	132	杯細胞	24	
胆汁の生成	105	ドラッグデリバリーシステム	1, 118	肺に適用される薬物	40	
胆汁排泄	95, 107	トランスフェリン	74	肺の構造	37	
胆汁排泄の特徴	105	トランスポーター	26, 39	肺表面活性物質	37	
単純拡散	4, 42, 43	トリアムシノロンアセトニド	136	バッカル錠	37	
単純拡散機構	4, 99	トリパンブルー	128	ハムスター頬袋	35	
タンパク結合	65, 108			パラアミノサリチル酸	20, 103	
タンパク結合の変動	68					
タンパク質仲介輸送	106					
タンパク性抗がん薬	140					

パラアミノ馬尿酸　　101, 103
バルビツール酸系の催眠剤
　　　　　　　　　　　89
バルビツール酸誘導体　32
バルビツール酸誘導体の脂溶
　性　　　　　　　　　15
パルミチン酸　　　　 123
パルミチン酸デキサメタゾン
　　　　　　　　　　 145
ハロゲン基の置換　　 108

ひ

非イオン性有機化合物　107
皮下埋め込み型製剤　 133
皮下注射　　　　　　　54
鼻腔内投与　　　　　　32
微絨毛　　　　　　 11, 12
ビスヒドロキシクマリン 89
脾臓　　　　　　　　　64
ビタミン類　　　　　　43
ビタミンK　　　　　　68
ヒドロキシプロピルセルロー
　ス　　　　　　　　 136
皮内注射　　　　　　　54
鼻粘膜吸収機構　　　　30
鼻粘膜適用製剤　　34, 137
鼻粘膜に適用される薬物 32
鼻粘膜の構造　　　　　30
鼻粘膜付着性カプセル製剤
　　　　　　　　　　 137
皮膚の構造　　　　　　45
病態　　　　　　　　 108
標的指向化　　　　　 138
標的指向の制御　　　 138
微粒子性運搬体　　　 142
ビリルビン　　　　　 105
ピロリドン類　　　　　47
ビンクリスチン　　　　27
ビンブラスチン　　　　27
P-糖タンパク質　27, 74, 103
pH-プロファイル　　　 31
pH分配仮説　　 17, 31, 42
4-ヒドロキシプロプラノロー
　ル　　　　　　　　　90

ふ

フェナセチン　　　　　19
フェニルブタゾン　　　89
フェネストラ　　　 63, 64
フェノバルビタール　　89
フェノールスルホフタレイン
　　　　　　　　　　 109
フェノールレッド　21, 31, 39,
　　　　　　　　　　 128

複合体形成　　　　　　22
不整脈治療薬　　　　　27
ブセレリン　　　　　　34
物質透過のバリアー　　64
プッシュプル浸透圧ポンプ
　　　　　　　　　　 130
物理薬剤学　　　　　　 1
ブデソナイド　　　　　32
フラジオマイシン　　　28
不連続内皮　　　　　　64
プロゲステロン　　　 135
プロスタグランジン　 145
プロドラッグ　　 122, 124
プロドラッグ化　　　　47
プロドラッグ化修飾 49, 123
プロトロンビン活性　　68
プロパンテリンの併用　25
プロピオン酸ベクロメタゾン
　　　　　　　　　　　34
プロプラノロール 32, 43, 45,
　　　　　　　　　 90, 122
プロベネシド　　　　 102
ブロモスルホフタレイン 106
分子構造修飾　　　　 122
分子性運搬体　　　　 140
分子量　　　　 17, 98, 108
分泌液　　　　　　　　24
分布　　　　　　　　　61
分布容積　　　　　　　69
Fickの法則　　　　　　 4
5-フルオロウラシル 43, 44, 88
5-ブロモビニルウラシル 88
8-ブロモサイクリックアデニ
　ル酸　　　　　　　　48

へ

ヘキソバルビタール　　87
ヘプタン　　　　　　　35
ペプチド性医薬品　 12, 33
ペプチド・タンパク性医薬品
　　　　41, 50, 120, 122, 128
ペプチドトランスポーター
　　　　　　　　　　　28
ペプチド輸送担体　 28, 100
ベラパミル　　　　 27, 103
ベンジルオキシカルボニルマ
　イトマイシンC　　　49
ベンジルペニシリン　　39
Henderson-Hasselbalchの式
　　　　　　　　　　　15
β_2刺激薬　　　　　　 132
β-シクロデキストリン　22
β-ラクタム系抗生物質 100

ほ

芳香環の水酸化　　　　83
芳香族モノカルボン酸　107
抱合反応　　　　　 83, 86
放出制御型製剤　　　 137
放出制御製剤　 130, 133, 135
放出パターン　　　　 129
包接化合物　　　　　　22
ボーマン嚢　　　　　　97
ボーマン嚢内圧　　　　97

ま

マイクロカプセル　　 144
マイクロスフェアー 142, 146
マイクロスフェアー注射剤
　　　　　　　　　　 134
マイクロニードル　 47, 52
マイクロニードルの素材 52
マイトマイシンC 49, 141,
　　　　　　　　 144, 146
膜タンパク　　　　　　 3
膜透過律速　　　　　　27
膜動輸送　　　　　　　 6
マグネシウム　　　　　23
マンニトール　　　　 108

み

みかけの分布容積　　　69
ミクロソーム酵素　　　89
ミクロソーム分画　　　81
ミサイル療法　　　　 146
水の排泄　　　　　　　95
ミセル　　　　　　 21, 24
密着結合　　　　　　　13
密着帯　　　　　　　　13
Michaelis定数　　　　　 5
Michaelis-Mentenの式　 5

め

メチルテストステロン　37
メチル抱合　　　　　　86
メトクロプラミドの併用 25
メトトレキサート　 43, 102
メプロバメート　　　　89
免疫抑制剤　　　　　　27
6-メルカプトプリンの皮膚透
　過性　　　　　　　　46

も

毛細血管腔　　　　　 106
毛細血管内圧　　　　　97
毛細血管の構造　　　　63
毛細胆管膜　　　　　 105

元の薬物	122
モノクローナル抗体	146

や

薬物	107
薬物移行経路	71
薬物運搬体	139
薬物吸収	9
薬物吸収過程の制御	120
薬物吸収機構	35
薬物初濃度	5
薬物送達システム	1, 118
薬物代謝	83, 87
薬物代謝臓器	81
薬物代謝の変化	87
薬物体内挙動の制御の手法	119
薬物ターゲティング	146
薬物投与後の生体内動態	117
薬物の移行	71
薬物の経皮吸収	46
薬物の消化管吸収	14
薬物の上皮細胞透過経路	14
薬物の侵入	4
薬物の"分布"	61
薬物の溶解速度	18
薬物排出輸送タンパク質	27
薬物皮膚透過経路	47
薬物放出制御	129

ゆ

有機アニオン	107, 108
有機アニオン化合物	102
有機アニオン輸送担体	106
有機アニオン類	101
有機カチオン	106, 107, 108
有機カチオン化合物	101
有機カチオン類	101
有効ろ過圧	97
有窓内皮	63
油脂類	47
輸送機構	3
輸送担体	39
輸送タンパク質	27

よ

溶解速度	17
溶媒牽引	4
溶媒類	47

ら

ラウリルマルトシド	128
ラウリン酸	123
ラット舌腹部	35

卵胞刺激ホルモン	133
Langmuir の吸着等温式	66
Lineweaver-Burk プロット	5

り

リドカイン	45
リピッドマイクロスフェアー	145
リポソーム	142
リボフラビンの消化管吸収性	26
リボフラビンの輸送担体	26
硫酸	83
硫酸抱合	86
流動モザイクモデル	3
両性有機化合物	107
臨界ミセル濃度	21
リン脂質	105

る・れ・ろ

類洞	106
レボドパ	45
連続内皮	63
老化	108
老廃物	95

わ

輪状ひだ	11
ワルファリン	68
ワルファリン投与	68

A

absorption enhancers	120
absorption promoters	120
ADME	2
albumin	65
analog	123
apparent distribution volume	69
association constant	66
α_1-acid glycoprotein	65

B

basement membrane	64
basolateral membrane	12
BBB	73
BCSFB	73
bile canalicular membrane	105
biliary excretion	105
binding constant	66
biopharmacy	1
blood-brain barrier	34, 73

blood-cerebrospinal fluid barrier	73
blood-plancental barrier	75
brush border membrane	12, 27
BSP	106
buccal absorption	34
buccal absorption test	35

C

cerebrospinal fluid	34, 71
cerebrospinal fluid-brain barrier	73
chemoembolization	144
clearance ratio	104
conjugation	83
continuous endothelium	63
CR	104
CSF	34, 71
CYP	81
cytochrome P-450	81

D

DDS	1, 118
diaphragm	64
dimethylformamide	48
discontinuous endothelium	64
DMF	48
double reciprocal plot	66
DPD	88
drug delivery system	1, 118

E

EDTA	121
endocytosis	6
endoplasmic reticulum	81
enterohepatic circulation	105
enzyme induction	89

F

facilitated diffusion	5
FD4	128
FD10	128
fenestra	63
fenestrated endothelium	63
first pass effect	12, 93
fluid mosaic model	3
fluorescein isothiocyanate-labeled dextran	128
folds of Kerckring	11
follicle stimulating hormone	133
FSH	133
5-FU	88

G

gastric emptying rate	10, 21, 24
gastric emptying time	10
GER	21, 24
GFR	98, 104
glomerular filtration rate	98, 104
goblet cell	24

H

HPC	136
hydrolysis	83

I

ICG	106
injections	54
iontophoresis	50

L

LH	133
LH-RH	133
luteinizing hormone-releasing hormone	133

M

microneedle	52
microvilli	11, 12
mucin	24
mucus	24
multidrug resistance	74

N

nasal absorption	30
NCS	146
neocarzinostatin	146
nephron	96
nitric oxide	120
NO	120

O

oxidation	83

P

PAH	101
paracellular route	13
shunt pathway	13
parent drug	122
passive transport	4
PEPT1	28
P-glycoprotein	27, 74
phagocytosis	6
pH partition theory	17
physical pharmacy	1
pinocytosis	6
placenta	75
PLCM	118
pore transport	4
primary active transport	6
product life cycle management	118
protease inhibitor	122
protein-mediated transport	106
PSP	109
pulmonary absorption	37

R

rectal absorption	41
reduction	83
renal cortex	96
renal excretion	95
renal medulla	96

S

Schanker	38
secondary active transport	6
simple diffusion	4
sinusoid	106
sinusoidal plasma membrane	106
SKF-525A	87
SMANCS	140
solvent drag	4
sonophoresis	51
stratum corneum	45

T

targeting	138
tight junction	13
tolerance	89
transcellular route	13
transdermal absorption	45
transdermal therapeutic system	133
TTS	133

V

V_d	69
villi	11, 12

山本　昌（やまもと　あきら）

1980 年　京都大学薬学部卒業
1982 年　同大学院薬学研究科修士課程修了
1983 年　京都大学薬学部薬剤学教室助手
1987 年～1989 年　米国南カリフォルニア大学博士研究員
1991 年　京都薬科大学製剤学教室助教授
1998 年　京都薬科大学薬剤学分野教授に着任　（現在に至る．）

　主な研究活動としては，京都大学においては，薬物の消化管吸収に影響を及ぼす種々の要因について研究を行う．その後，米国南カリフォルニア大学において，ペプチド・タンパク性医薬品の消化管及び経粘膜吸収性の改善について研究を手掛け，京都薬科大学においても引き続きペプチドならびに難吸収性薬物の消化管及び経粘膜吸収性の改善についての研究を継続している．

　現在までの研究成果は，原著論文 214 報，著書（共同執筆を含む）78 冊，総説・解説 60 編などにまとめられる．1990 年には *Journal of Controlled Release* の Outstanding paper award を，1996 年には日本薬物動態学会奨励賞を，また 2001 年には日本薬学会学術振興賞を，さらに 2006 年には第 6 回日本 DDS 学会永井賞を受賞した．

　中学高校時代はバドミントン部に所属し，中学 3 年では京都大会において団体で優勝，個人戦ダブルスの部で準優勝した．大学からテニスを始め，現在も時々学生相手にテニスを楽しんでいる．

モデル生物薬剤学　―ADME から DDS まで―

定価（本体 4,200 円＋税）

2016 年 9 月 4 日　初版発行 ©
2021 年 8 月 2 日　3 刷発行

著　　者　山　本　　昌
発　行　者　廣　川　重　男

印刷・製本　日本ハイコム
表紙デザイン　㈲羽鳥事務所

発行所　京都廣川書店
　　　東京事務所　東京都千代田区神田小川町 2-6-12 東観小川町ビル
　　　　　　　　TEL 03-5283-2045　FAX 03-5283-2046
　　　京都事務所　京都市山科区御陵中内町　京都薬科大学内
　　　　　　　　TEL 075-595-0045　FAX 075-595-0046
　　　URL https://www.kyoto-hirokawa.co.jp/

ISO14001 取得工場で印刷しました